비움과 채움 다이어트

비움과 채움 다이어트

초판인쇄 ㅣ 2011년 6월 25일
초판발행 ㅣ 2011년 6월 30일
저 자 ㅣ 조경남, 안병준
북디자인 ㅣ 김복미
등 록 ㅣ 제2011-18호
발행처 ㅣ 도서출판 「단샘」
발행인 ㅣ 박은희
정가 ㅣ 15,000원

ISBN 978-89-966359-1-8 13510

무단 복제 및 전재를 금합니다.
잘못 만들어진 책은 구입하신 곳에서 교환하여 드립니다.

비움과 채움 다이어트

양한방을 모두 전공한
비만 전문가의 혁명적인 이야기

조경남 · 안병준(경희닥터스한의원/의원) 著
운동프로그램 제공 : 한국운동건강관리협회

머리말

읽어볼 만한 머리글

　다이어트를 하면서 가장 많이 들었던 말은 무엇입니까? 아마 칼로리, 식이요법, 운동, 비타민, 미네랄, 기초대사량 등이 아닐까요. 조금 더 공부를 했다면 렙틴 호르몬 같은 전문적인 용어도 들어보았을 것입니다.

　기초대사량, 렙틴 호르몬, 칼로리, 비타민, 미네랄은 모두 살을 빼는 데에 연관이 있습니다. 하지만 이 책에서는 살을 빼는 데에 있어 이보다 더 핵심이 있다는 것을 알려줄 것입니다.

　바로 '환경호르몬' 입니다.

　환경호르몬은 기초대사량을 저하시키고, 렙틴 호르몬의 기능도 방해하며, 비타민과 미네랄을 소모시킵니다. 가장 심각한 문제는 환경호르몬이 지방세포의 숫자를 증가시킨다는 것입니다. 따라서 환경호르몬을 해결하지 못하는 다이어트는 결국 실패로 끝납니다.

　독자 여러분! 환경호르몬이 조금 생소하신가요? 환경호르몬과 비만의 연관성에 대한 의문이 들 것입니다. 그러나 여러분이 믿거나 말거나 상관없이 환경호르몬은 지금도 여러분의 뱃살을 증가시키고 있습니다.

이것은 조선시대의 이야기가 아닙니다. 지난 50년간 인간이 만들어낸 다양한 환경호르몬이 부메랑이 되어 인간을 공격하고 있는 현 시대의 이야기입니다. 당뇨병, 고혈압, 고지혈증, 자궁내막증, 자궁근종, 생리통, 성조숙증 그리고 비만은 모두 환경호르몬과 밀접한 연관성을 갖는다는 연구결과가 속속 발표되고 있습니다.

환경호르몬이 비만의 유일한 원인은 아닙니다. 그런데 왜 환경호르몬으로 설명하고 있느냐? 다음과 같은 이유 때문입니다.

첫째, 환경호르몬은 지난 50년 동안 비만에 가장 큰 영향을 주었습니다. 섭취하는 음식의 양이 늘어난 것보다 음식 속에 포함된 환경호르몬의 증가가 비만에 더 큰 영향을 주었다는 뜻입니다.

둘째, 환경호르몬을 제거하는 데에 초점을 맞추면 비만에 영향을 주는 다른 요소들은 자연스럽게 해결됩니다. 기초대사량도 그렇고, 렙틴 호르몬도 그렇고, 칼로리도 그렇고, 비타민과 미네랄도 모두 환경호르몬을 제거하는 데에 초점을 맞추면 자연스럽게 해결됩니다.

셋째, 환경호르몬을 제거하면 지방량이 감소할 뿐 아니라 다이어트의 부작용도 없고 요요현상도 생기지 않습니다. 반면 무리한 단식과 운동으로 지방을 연소시킨다고 해도 환경호르몬이 몸 밖으로 나가지 않으면 부작용과 요요현상은 생길 수밖에 없습니다.

넷째, 환경호르몬을 제거하는 다이어트를 하면 몸이 건강해지고, 기존에 가지고 있었던 질병에서 해방되며, 덤으로 피부가 고와집니다. 무리하게 다이어트를 하면 몸도 망가지고 피부에 주름이 생기는데, 환경호르몬을 제거하는 다이어트는 그렇지 않습니다.

이 책을 통해 여러분과 나누고 싶은 글이 있습니다. 다이어트

뿐 아니라 모든 인생사에 적용되는 매우 의미심장한 글입니다.

"내가 신경 쓰는 일은 단 한 가지란다. 돈이 문제가 아니라 옳은 일을 해야 한다는 것, 그래야만 옳은 결론을 얻을 수 있단다."

이 글은 〈환경호르몬의 반격〉 저자인 D. 린드세이 벅슨의 아버지가 자신의 딸에게 한 말입니다. 돈을 위해 거짓 증언을 하고, 돈을 위해 신의를 저버리는 세상이지만 거짓 증언의 결과는 반드시 자신에게 돌아온다는 것을 알리려 했던 것 같습니다.

'옳은 일을 해야만 옳은 결과를 얻을 수 있는 것'은 다이어트에 그대로 적용됩니다. 이 책에서 다이어트 방법이 올바를 때에 옳은 결과가 나온다는 증거를 보여드리겠습니다.

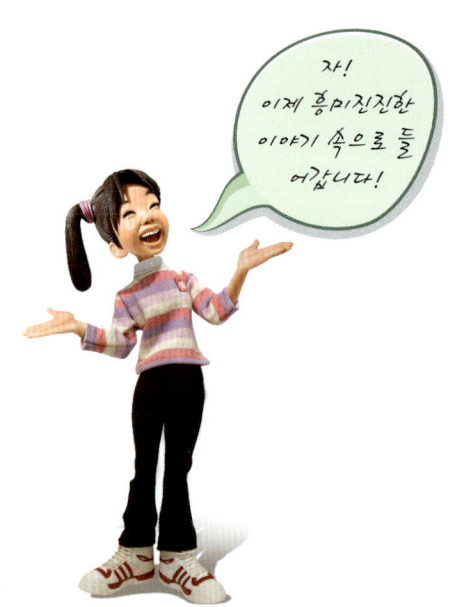

머리말 … 4

contents 1
대한민국 다이어트 백서 / 11

살을 빼기 위한 아우성 … 12
잘못된 다이어트는 자살행위 … 14
지방! 너 뭐하는 놈이냐? … 16
환경호르몬이 지방을 늘린다 … 20
농약이 우리를 살찌게 한다 … 22
가축이 살찌면 사람도 살찐다 … 24
스테로이드와 항생제 효과 … 26
여성이 더 위험하다 … 28
청소년이 위험하다 … 30
불임여성이 위험하다 … 32
폐경기 여성이 위험하다 … 34
설상가상의 현실 … 36

contents 2
비만의 원인 이해하기 / 39

과식이 비만의 원인일까? … 40
과다한 지방 섭취가 비만의 원인일까? … 42
탄수화물이 비만의 원인일까? … 44
운동부족이 비만의 원인일까? … 48
스트레스가 비만의 원인일까? … 50
수면부족이 비만의 원인일까? … 52

contents 3
다이어트 부작용 이해하기 / 55

무기력하고 어지러운 이유 … 56
식욕이 억제되지 않는 이유 … 58
남들처럼 살이 빠지지 않는 이유 … 60
정체기에 빠지는 이유 … 62
요요현상이 반복되는 이유 … 64
피부 트러블과 주름살이 생기는 이유 … 66
온몸이 결리는 이유 … 68
손발이 차가워지는 이유 … 70
탈모가 되는 이유 … 72
소화장애가 생기는 이유 … 74
골다공증이 생기는 이유 … 76
생리불순이 나타나는 이유 … 78

contents 4
묻지마 다이어트 파헤치기 / 81

닭 가슴살 다이어트 … 82
황제다이어트 … 84
굶는 다이어트 … 86
효소 다이어트 … 88
운동 다이어트 … 90

contents 5
비움과 채움 다이어트 / 93

지방을 불리는 독소를 비워라 … 94
독소를 제거하는 영양소로 채워라 … 96
절대 부작용이 없다 … 98
호랑이를 때려잡는 활력이 생긴다 … 100
찌지 않는 체질로 바꾼다 … 102
얼굴이 깨끗해진다 … 104

얼굴이 작아진다 ··· 106

contents 6
비움과 채움 장바구니 / 108

비워야할 음식 ··· 110
채워야할 음식 ··· 122

contents 7
비채 다이어트 식사법 / 135

규칙적으로 먹어라 ··· 136
섞어서 먹지 마라 ··· 138
아침식사를 맛있게 하고 저녁식사는 거지에게 주어라 ··· 140
잘 씹지 않을 거라면 먹지 말자 ··· 142
물로 독소를 제거하라 ··· 144

contents 8
비채 다이어트 운동 / 147

part1 근력 및 근지구력 운동 ··· 149
part2 밴드 및 짐볼 운동 ··· 171
part3 유산소 운동 ··· 187

부록1 / 195
소아 비만과 성장

부록2 / 207
환경호르몬과 질병

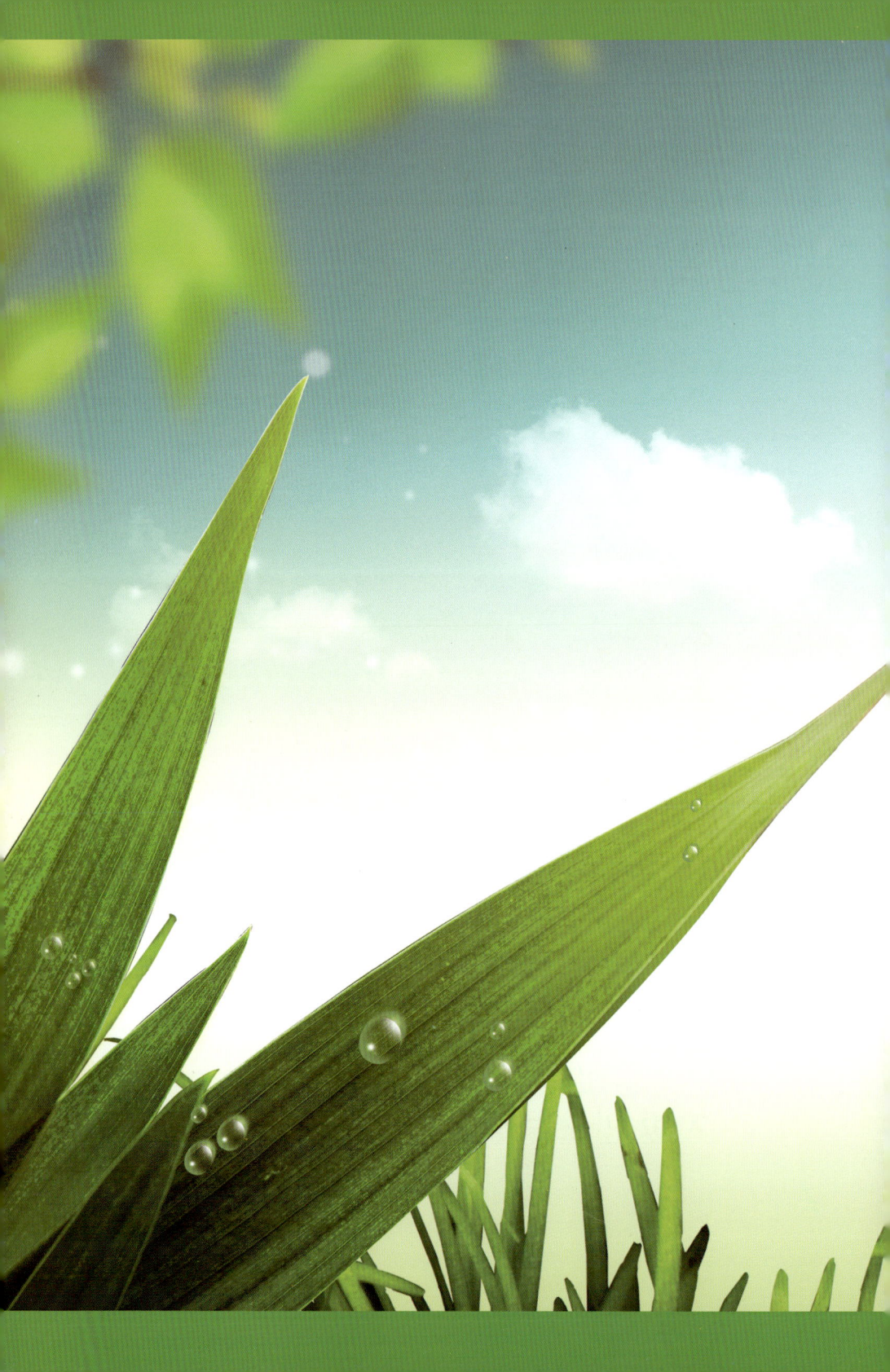

Chapter 1

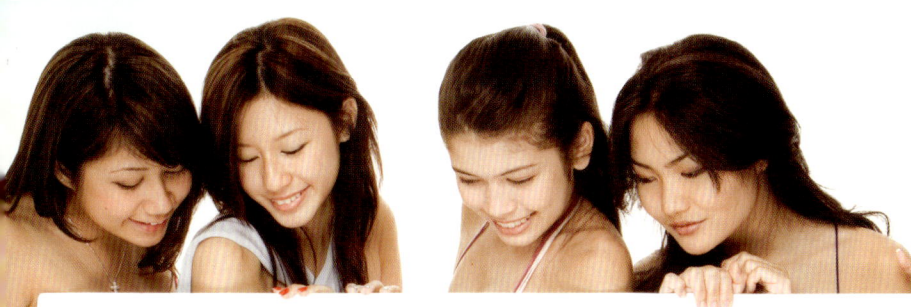

대한민국
다이어트 백서

칼로리에 집착하지 마라
지방 만드는 놈을 제거해야 한다

살을 빼기 위한 아우성

　대한민국은 다이어트 '천국' 입니다. 필요한 것을 모두 충족시켜 주는, 그래서 너무나 행복한 곳이 천국이죠. 대한민국을 다이어트 천국으로 표현한 것도 다이어트에 필요한 모든 것을 갖추고 있기 때문입니다.
　피트니스클럽, 요가수련장, 수영장, 권투장... 살을 빼려고 작심만 한다면 당장 실천할 수 있습니다. 이것으로 끝이 아닙니다.

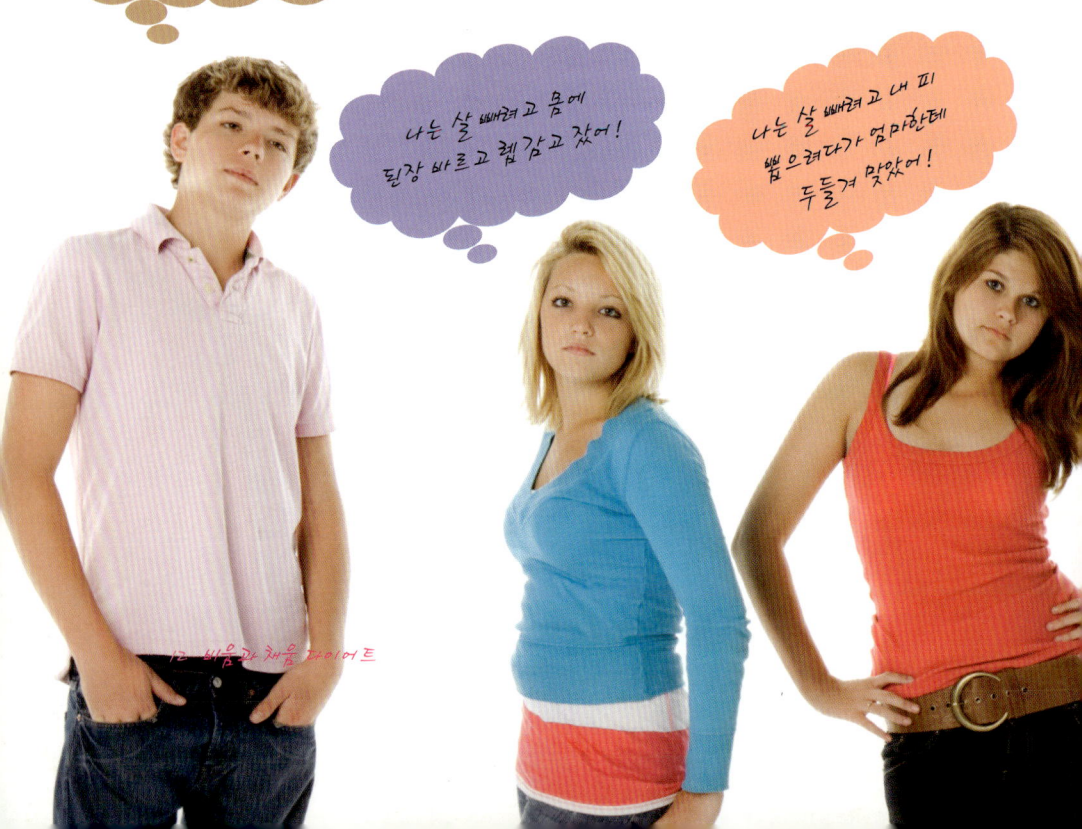

우리 누나는 살 빼려고 밥통 버렸다가 다음 날 다시 샀어!

나는 살 빼려고 몸에 된장 바르고 랩 감고 잤어!

나는 살 빼려고 내 피 뽑으려다가 엄마한테 두들겨 맞았어!

생식, 선식, 효소, 양약, 한약... 살을 빼고자 한다면 밥 대신에 먹을 것이 너무나 많은 나라입니다. 실로 대한민국은 다이어트 천국입니다.

그런데?
살을 뺄 수 있는 환경이 너무나 잘 갖춰져 있는데도 실제로 다이어트에 성공하는 사람은 많지 않습니다. 계속되는 요요현상은 천국을 지옥으로 바꾸기에 충분합니다. 그래서 마지막이라는 생각으로 극단적인 방법을 선택하게 됩니다.
보십시오! 다이어트를 열망하는 사람들의 아우성입니다.

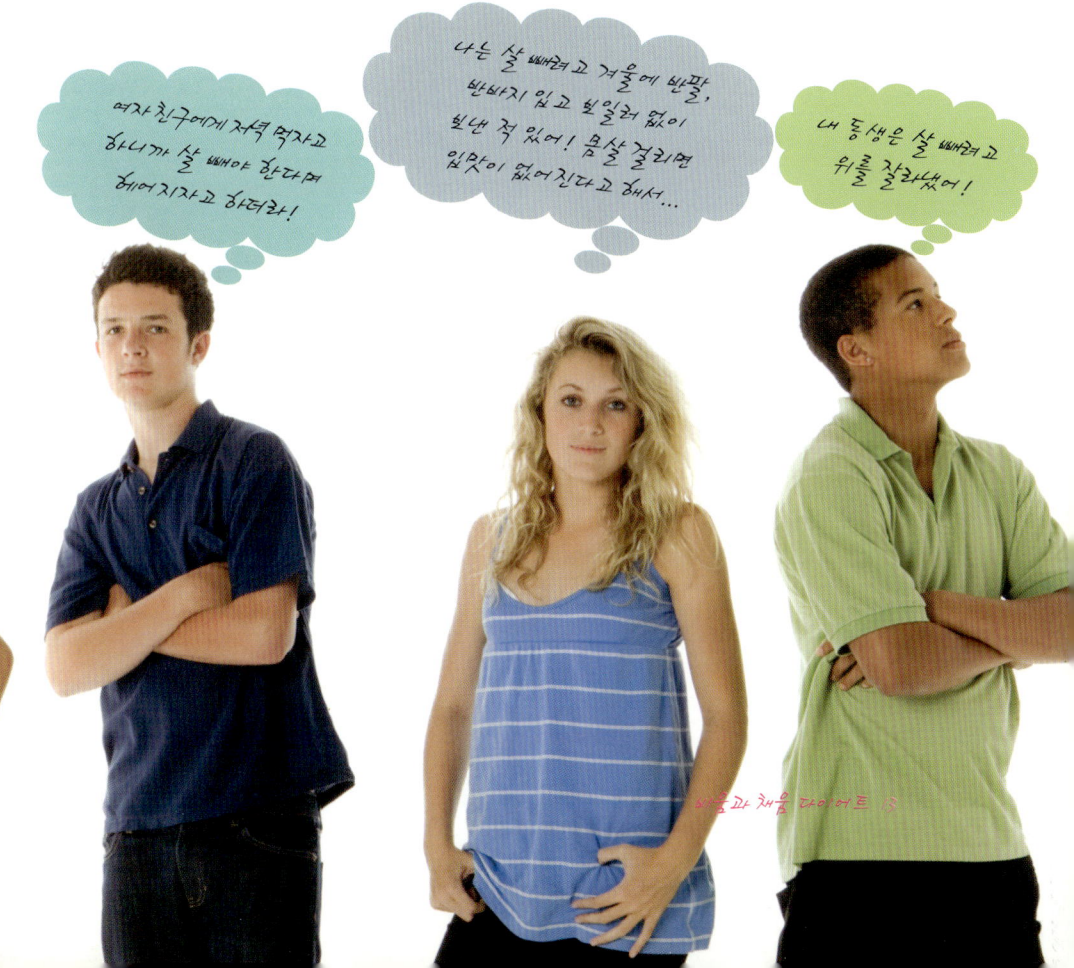

잘못된 다이어트는 자살행위

다이어트를 하는 사람들은 흔히 체중감량을 수학적으로 계산합니다. '덜 먹으면 살이 빠지고 더 먹으면 살이 찐다' 또는 '더 많이 움직여서 칼로리 소모량을 늘리면 살이 빠진다'는 식으로 계산을 합니다.

그러나 실상은 우리의 계산대로 되지 않습니다. 덜 먹고 많이 움직이면 살이 빠질 수밖에 없겠지만 그것은 일시적이며 여러 부작용(어떤 부작용은 평생 건강을 위협할 수 있음)을 불러옵니다.

> **비채소식**
>
> 단기간에 체중을 급작스럽게 줄이는 벼락치기 다이어트는 반드시 변비나 탈진, 빈혈, 탈모, 골다공증 등의 여러 부작용이 나타날 수가 있기 때문에 주의해야 한다. 특히 앞뒤 가리지 않고 무작정 굶는 다이어트를 하면 지방뿐만 아니라 수분과 근육이 감량되고 각종 미네랄과 비타민 섭취가 부족해져 피부탄력이 저하되고, 질병에 대한 저항력도 떨어져서 감염성질환에 쉽게 걸리며 호르몬의 불균형으로 인한 생리불순과 불임까지 유발된다.

잘못된 다이어트를 비유하면 이렇습니다.

상처가 난 피부에 딱지가 생겼을 때, 가렵고 보기 흉하다는 이유로 딱지를 떼어낸다면 어떻게 될까요? 상처가 잘 아물지 않을 뿐더러 나중에 흉터가 남습니다.

그렇습니다. 잘못된 다이어트는 억지로 딱지를 떼어내는 것과 같습니다. 딱지를 떼어내면 잠시 후련한 마음이 들겠지만 평생 흉터를 보며 후회할 수 있습니다.

독자 여러분! 아랫배와 허벅지, 팔뚝에 붙어있는 지방을 억지로 없애려고 노력하지 않기 바랍니다. 잘 먹고 잘 자고 잘 싸면 즉, 자연의 법칙에 순응하면서 살면 흉터가 남지 않고 저절로 딱지가 떨어지는 것처럼 여러분의 배와 허벅지는 요요현상을 거부하는 당찬 모습으로 변할 것입니다.

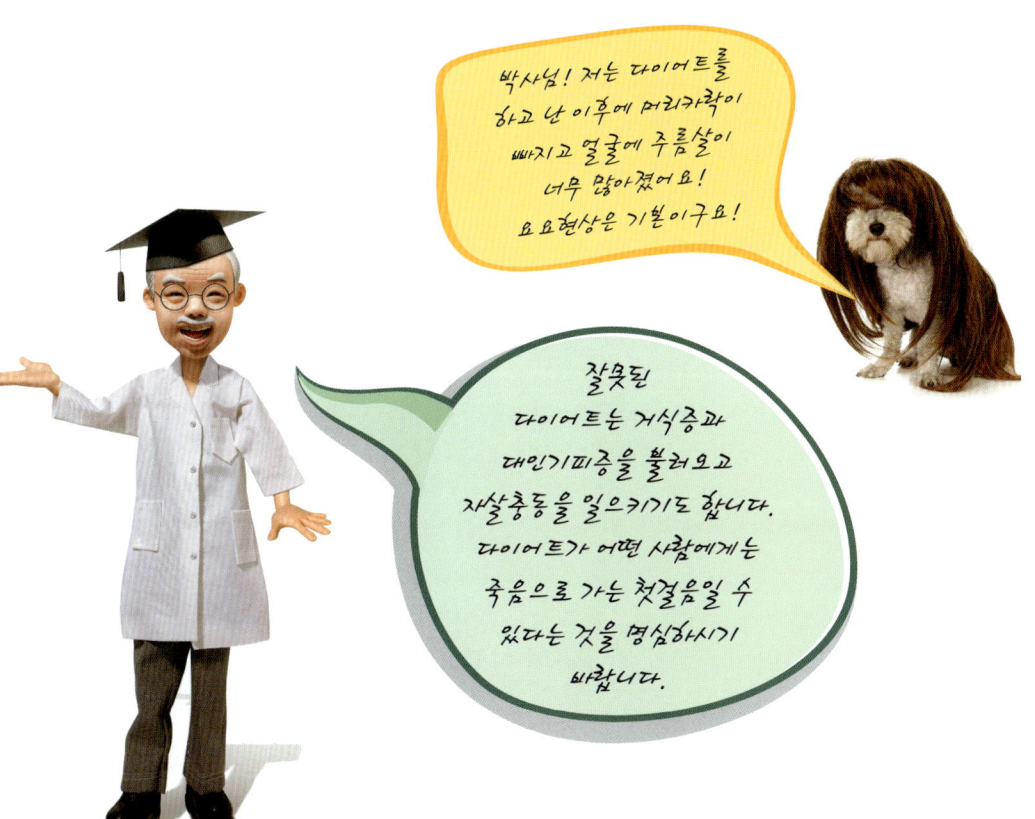

지방! 너 뭐하는 놈이냐?

우리 몸에서 지방이 하는 일은 다양합니다. 그런데 다이어트에 성공하기 위해서 우리가 반드시 알아야 할 지방의 기능이 있습니다.

그것은 바로 독소(환경호르몬 등)를 저장하는 기능입니다.

- '다이옥신'이라는 말을 들어보셨지요?
- '고엽제'라는 말은 들어보셨나요?
- 'DDT와 폴리염화비페닐(PCB)'은 어떻습니까?
- '비스페놀A와 노닐페놀'은 들어보셨나요?

비채소식

임수 서울대의대 내분비내과 교수는 동물실험에서 제초제 '아트라진(atrazine)'을 장기간 투여한 결과 비만이 유발되었고 인슐린에 대한 민감성이 떨어지는 것으로 나타났다고 밝혔다. 임 교수는 "이는 특정 환경오염물질에 지속적으로 노출될 경우 현재 우리가 직면하고 있는 비만 증가에 기여할 가능성이 있음을 뜻한다"고 말했다.

이들을 환경호르몬이라고 합니다. 환경호르몬은 모두 지방에 잘 녹는 특성이 있습니다. 그래서 환경호르몬이 동물이나 사람의 체내에 유입되면 대부분 지방에 쌓이게 됩니다. 지방이 환경호르몬을 저장하는 창고인 셈이죠.

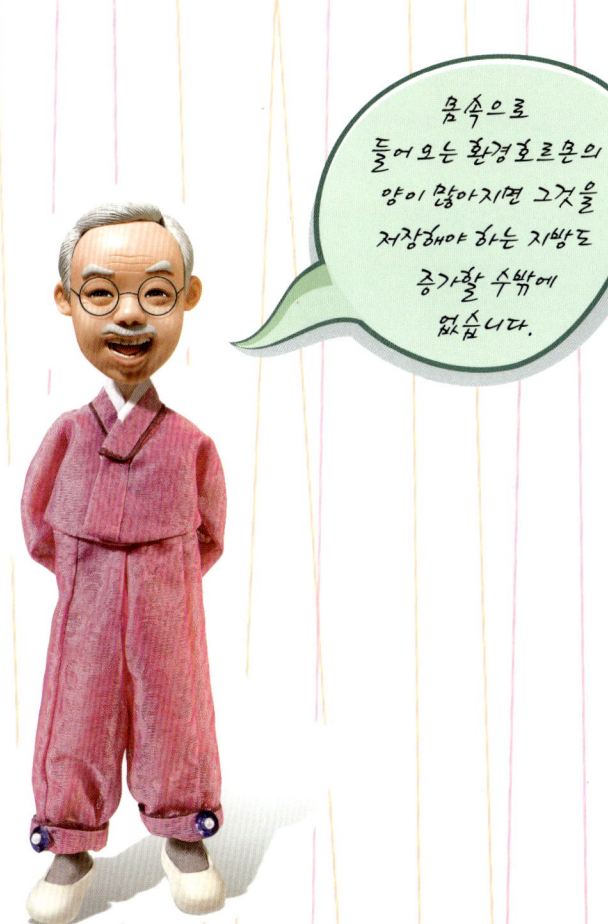

환경호르몬?

환경호르몬은 원유나 석탄을 가공하는 과정에서 만들어집니다. 원유나 석탄 타르에 고온의 열을 가하여 분자구조를 바꿔주면 자연계에 존재하지 않았던 매우 안정된 구조를 지닌 화학물질이 탄생하게 됩니다. 이렇게 만들어진 화학물질 중에서 우리 몸에 있는 천연호르몬의 작용을 방해하거나 흉내를 내는 것이 바로 환경호르몬입니다.

우리가 꼭 기억해야 할 것이 있습니다.

1. 환경호르몬은 매우 안정된 구조를 가지고 있기 때문에 잘 분해되지 않습니다. 비닐이나 플라스틱 제품이 땅속에서 몇 십 년 동안 썩지 않듯이 말입니다.

2. 환경호르몬은 지방에 매우 잘 녹습니다. 원유나 석탄에서 만들어지기 때문에 기름에 잘 녹는 것이겠죠. 여러분의 뱃살에도 환경호르몬이 많이 녹아 있습니다.

3. 일단 몸 안으로 들어온 환경호르몬은 쉽게 배출되지 않습니다. 그렇다고 너무 걱정할 필요는 없습니다. 배출시킬 방법이 있으니까요.

4. 지금까지 밝혀진 바에 의하면 환경호르몬 때문에 생기는 질병이 매우 많습니다. 성조숙증, 생리통, 자궁내막증, 자궁근종, 아토피, 비염, 당뇨병, 고혈압, 고지혈증, 암…. 그리고 비만!

비채 다이어트?

몸속에 있는 독소(환경호르몬 등)를 제거해야 지방이 없어집니다. 굶기나 운동을 통해 지방을 억지로 녹인다고 해도 환경호르몬을 제거하지 못하면 요요현상에서 벗어날 수 없습니다.

「비채 다이어트는 먼저 몸속의 독소를 비우는 데 목표를 둡니다.」

몸의 입장에서 환경호르몬은 매우 낯선 독소입니다. 그만큼 몸 밖으로 내보내는 것이 어렵습니다. 더구나 현대인의 식습관은 해독기관이 환경호르몬을 해독하는 데에 필요한 영양소를 충분하게 공급하지 못합니다. 결국 현대인은 살이 찌는 체질로 바뀌고 있는 것입니다.

「비채 다이어트는 독소 제거에 필요한 영양소를 채워주는 다이어트입니다.」

환경호르몬이 지방을 늘린다

몸 안으로 들어온 환경호르몬은 얌전하게 지방에 파묻혀 있지 않습니다. 지능이 없는데도 불구하고 자신의 영역을 넓히려 애를 씁니다.

영역을 넓힌다고?

그렇습니다. 환경호르몬은 적극적으로 지방량을 늘립니다. 왜 지방량이 늘어날까요? 우리는 항상 몸의 입장에서 생각해야 정확한 답을 얻을 수 있습니다.

비채소식

비만은 과식이나 운동부족만으로 생기는 문제가 아니다. 우리 주변에 널려있는 유해 화학물질이나 독소들도 비만의 원인이 된다.

비만학술지인 〈비만(Obesity)〉 최근호(2010년 7월)에서는 내분비교란물질(환경호르몬)이 지방량을 늘린다는 연구결과를 보고했다.

연구결과를 보면 여러 환경호르몬들이 체내에 들어와서 글루코코르티코이드 수용체를 자극하여 **지방세포의 분화를 자극한다.** 특히 비스페놀A(bisphenol A, BPA), 디사이클로헥실 프탈레이트(dicyclohexyl phthalate, DCHP), 엔드린(endrin), 톨릴플루아니드(tolylfluanid, TF)는 강력하게 지방축적을 유도하는 대표적인 환경호르몬이라고 보고했다.

이런 환경호르몬들이 간이나 콩팥 등을 통해 몸 밖으로 빠져나가지 못하고 체내에 축적되면 조절기능에 영향을 주어 **지방세포가 더 많이 만들어지고** 지방량이 늘어나는 결과를 가져오게 된다.

환경호르몬 = 죄수
지방 = 교도소

죄수들이 많아지면 교도소를 더 만들어야 하지 않겠습니까? 마찬가지입니다. 유입되는 환경호르몬의 양이 증가하는 만큼 지방량도 늘어날 수밖에 없습니다. 그래서 과식하지 않더라도 환경호르몬이 많이 들어 있는 음식을 먹는다면 지방량이 늘어나는 것은 당연한 결과입니다.

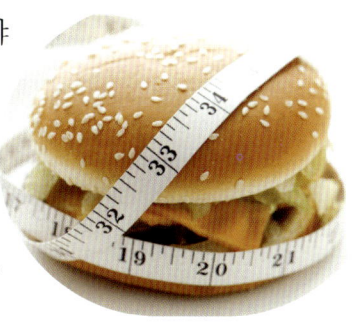

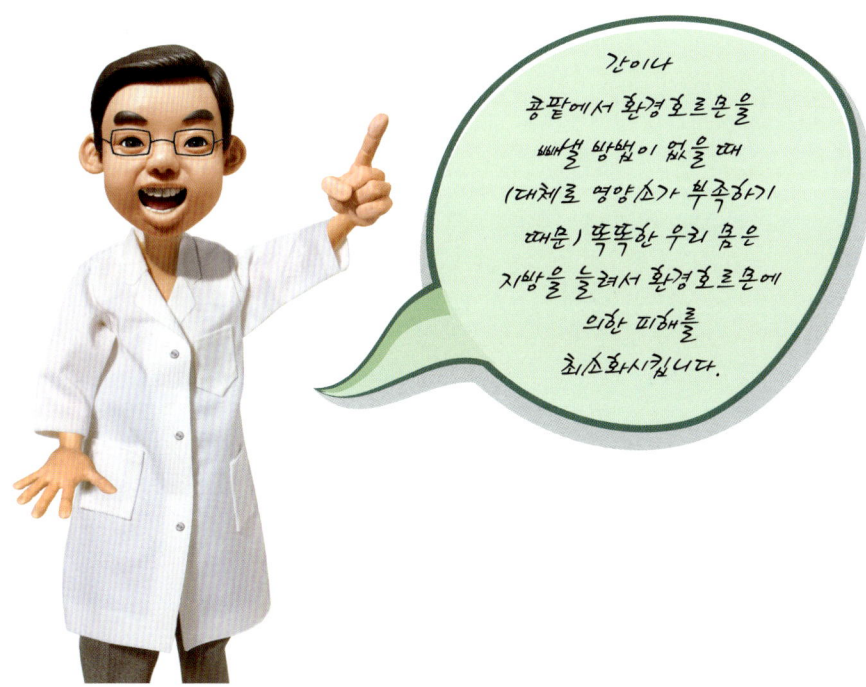

간이나 콩팥에서 환경호르몬을 빼낼 방법이 없을 때 (대체로 영양소가 부족하기 때문) 똑똑한 우리 몸은 지방을 늘려서 환경호르몬에 의한 피해를 최소화시킵니다.

농약이 우리를 살찌게 한다

욕심(慾心)의 '慾' 자는 바랄 욕(欲)에 마음 심(心)이 합해진 것으로, 욕심의 본래 뜻은 무언가를 바라는 마음, 얻고자 하는 마음입니다.

세상을 살면서 무언가를 바라고 얻고자 하는 마음이 없으면 안 되겠지요. 그런데 남에게 피해를 주면서 얻고자 한다면, 자신의 이익을 위해서만 무언가를 바란다면 그것은 순수한 욕심이 아니라 이기심입니다.

그런데 이기심은 결국 부메랑처럼 자신에게 돌아온다는 것을 아십니까? 생각해보면 세상 일이 모두 그렇지 않습니까? 당장은 아무런 문제가 없는 것 같아도 시간이 지나면 이기심의 결말이 자신에게 돌아옴을 알 수 있습니다.

살충제와 제초제가 그렇습니다.
더 많이 생산하기 위해, 더 편리하게 농사를 짓기 위해 농약을 사용했습니다. 밑바닥에서 자연을 지탱하고 있는 무수한 생명체를 죽이면서까지 농약을 살포하고 있습니다.

그런데 그 농약이 환경호르몬이라는 이름으로 우리의 몸속으로 들어오고 비만과 각종 난치병을 만들어낸다는 사실을 알게 되면 아마도 여러분은 경악하게 될 것입니다.

신경과 근육을 마비시키는 효과가 강하면 강할수록 잘 팔리는 살충제가 되겠지요. 그런데 과일과 채소에 묻어 있던 농약을 사람이 섭취하면 곤충에게 나타나는 효과가 사람에게도 나타납니다.

> 살충제는 유해 곤충의 몸속으로 들어가 신경과 근육을 마비시키고 정상적인 호르몬의 기능을 방해합니다. 살충제 때문에 내 먹잇감이 줄어들고 있어요!
> 아~ 배고파~

사람의 신경과 근육이 마비되고 호르몬의 기능이 방해를 받습니다. 그런데 신경과 근육이 마비되면 움직이는 것이 싫어지는 반면 식욕이 억제되지 않아서 더 많이 먹게 되죠.

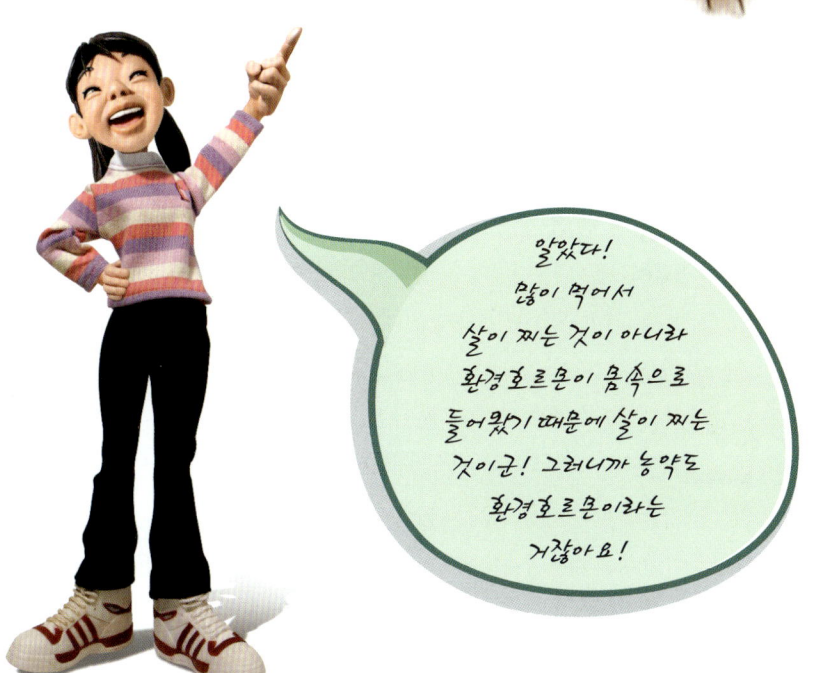

> 알았다! 많이 먹어서 살이 찌는 것이 아니라 환경호르몬이 몸속으로 들어왔기 때문에 살이 찌는 것이군! 그러니까 농약도 환경호르몬이라는 거잖아요!

가축이 살찌면 사람도 살찐다

만약 여러분이 축산업에 종사하고 있다면, 그리고 가축을 키우고 그것을 팔아야 돈을 벌 수 있다면 여러분은 남들보다 빨리 가축의 살을 찌워야 합니다. 이 일에 실패하면 돈을 벌 수 없겠지요.

어떻게 하면 가축을 빨리 살찌울 수 있을까요?
이 같은 질문은 시대에 맞지 않습니다. 왜냐하면 이미 현대의 축산농가에서는 가축을 빠르게 살찌우는 방법을 알고 있기 때문이죠.

가축을 빨리 살찌우기 위해 농약성분의 물질을 사용하기도 하고 항생제를 사용하기도 합니다. 물론 우리가 알지 못하는 다른 물질을 사용할 수도 있겠지요.

중요한 것은 이러한 물질이 환경호르몬이고, 이것이 가축의 지방에 잠입해 있다가 그것을 맛있게 먹는 사람에게 전염(?)된다는 사실입니다.

비채소식
지난 20년 동안 인간은 체중조절을 비롯한 인체의 모든 시스템에 큰 피해를 주는 물질들에 노출되어 왔습니다. 실제로 가축을 살찌우기 위해 농업에서 폭 넓게 사용해온 다양한 물질들은 결국 인간을 살찌우는 결과를 초래했다는 주장이 강력하게 대두되고 있습니다. 그러한 물질은 저체중인 사람을 살찌도록 돕는 약물에도 사용되고 있지요.
- 폴라 베일리 해밀턴 박사

왜 전염병이냐면 가축을 살찌게 하는 그 물질(환경호르몬)이 사람에게 들어오면 마찬가지로 살을 찌우기 때문이죠. 환경호르몬은 지방을 좋아하기 때문에 많이 들어올수록 지방량이 증가하는 것은 당연하지 않을까요?

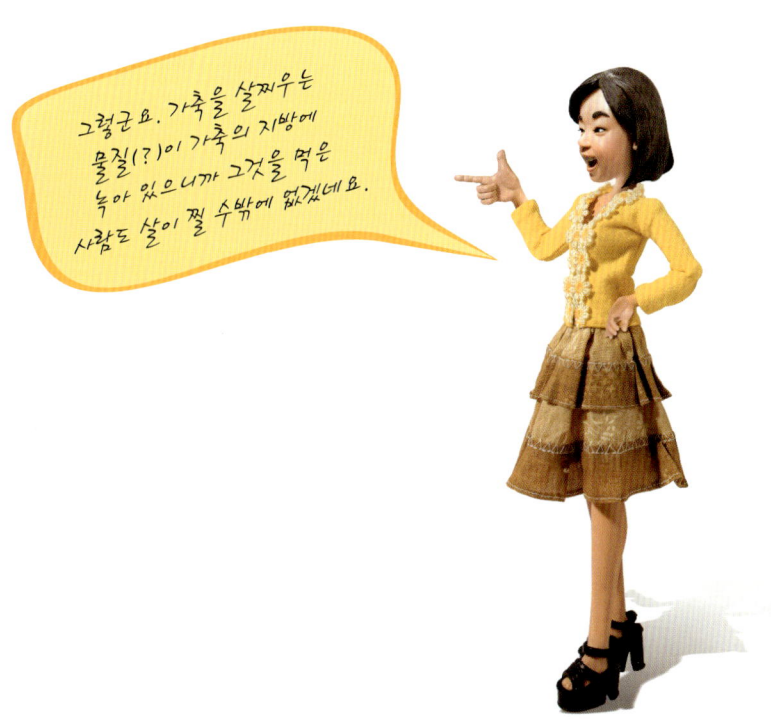

비만은 의사가 진단하지 못하는 전염병이다. -조나단

스테로이드와 항생제 효과

가축의 살을 찌우기 위해 사용하는 대표적인 물질로 스테로이드와 항생제가 있습니다. 병원에서 가장 많이 사용하는 약물도 스테로이드와 항생제입니다.

어떻게 된 일일까요? 질병을 치료하기 위한 약물이 살을 찌게 한다? 잘 이해되지 않겠지만 사실입니다. 미국 의료전문포털 웹엠디(webMD)에서 몸을 붓게 하고 식욕을 늘리며 칼로리 소모를 적게 해 살을 찌우는 '블랙리스트 약'을 소개했습니다.

블랙리스트의 첫 번째 자리는 피임약이 차지했고, 류마티스 관절염과 만성염증을 치료하는 데 주로 쓰이는 스테로이드제제도 포함되었습니다. 살이 찌는 것은 스테로이드의 분명한 부작용입니다. 그런데 놀랍게도 축산업자들은 이러한 부작용을 이용해서 가축의 살을 찌우고 있습니다.

항생제도 마찬가지입니다. 아주 적은 양의 항생제를 동물에 투여하면 감염치료의 효과는 없으면서 체중을 증가시킬 수 있다고 합니다. 미량의 항생제가 체중조절 호르몬과 신진대사에 손상을 입혀 체중증가를 촉진하는 것이죠.

가축을 살찌게 하는 스테로이드와 항생제의 효과는 그 고기를 먹는 사람에게 그대로 전해집니다. 축산농가에서 사용하는 스테로이드와 항생제의 사용량은 사람의 체중증가와 정확하게 비례한다는 것을 명심하기 바랍니다.

※ 미국에서 질병을 치료하기 위해 사람에게 투여하는 항생제의 양은 연간 140만 kg에 달한다.
※ 미국에서 질병 치료가 아닌 다른 목적으로 가축에게 투여하는 항생제의 양은 연간 1,120만 kg에 달한다.

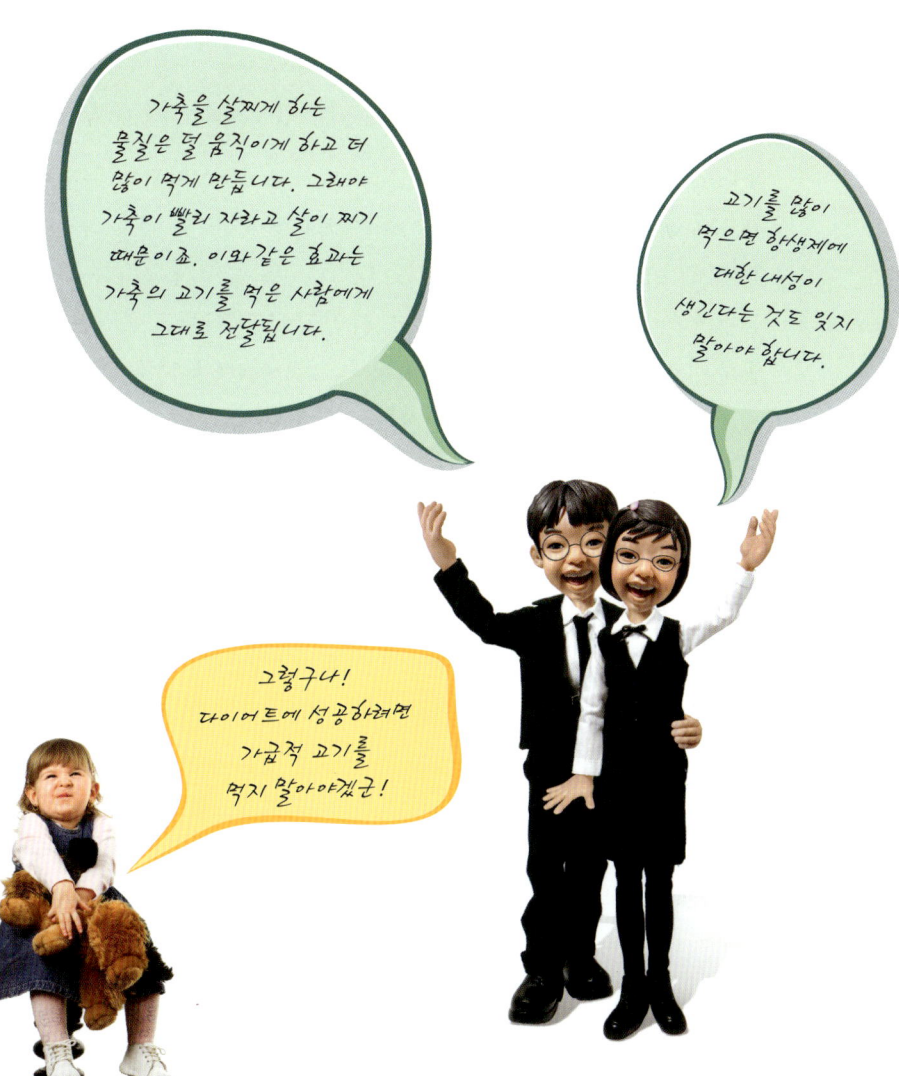

여성이 더 위험하다

비채소식

여성의 경우 같은 연령대의 남성들에 비해 환경호르몬에 의한 작용을 훨씬 많이 받을 수 있다. 우선 일반적으로 여성은 남성보다 체지방 비율이 높다. 남성은 체지방이 보통 12~15%인 반면에 여성은 최소한 21% 이상이다. 이는 자연스레 환경호르몬이 축적되는 양이 증가함을 의미한다.

그 중에서도 지방으로 가득 찬 유방과 난소의 지방세포를 분석해보면 환경호르몬이 저장되어 있음을 알 수 있다. 게다가 여성은 일반적으로 남성들보다 몸집이 작은데, 이는 곧 체내에 있는 내장기관들 역시 작다는 것을 의미하며, 간의 크기가 작기 때문에 남자들보다 해독능력도 떨어진다는 의미이다.

-환경호르몬의 반격 中에서

이런 이유 때문에 여성의 비만율이 남성에 비하여 높습니다. 게다가 여성은 근육량이 적기 때문에 칼로리를 소모하는 데도 불리하죠.

현대의 식생활과 생활환경에서는 체지방이 많으면 그만큼 환경호르몬도 많다고 보아야 합니다. 그런데 여성은 해독을 담당하는 간의 기능이 약하고 근육량 또한 적기 때문에 환경호르몬을 배출하는 능력도 약할 수밖에 없습니다.

환경호르몬을 제거하지 못한 상태에서는 살이 잘 빠지지 않을 뿐 아니라 정체기나 요요현상이 생길 수밖에 없어 다이어트는 여성에게 절대적으로 불리한 게임인 것이죠.

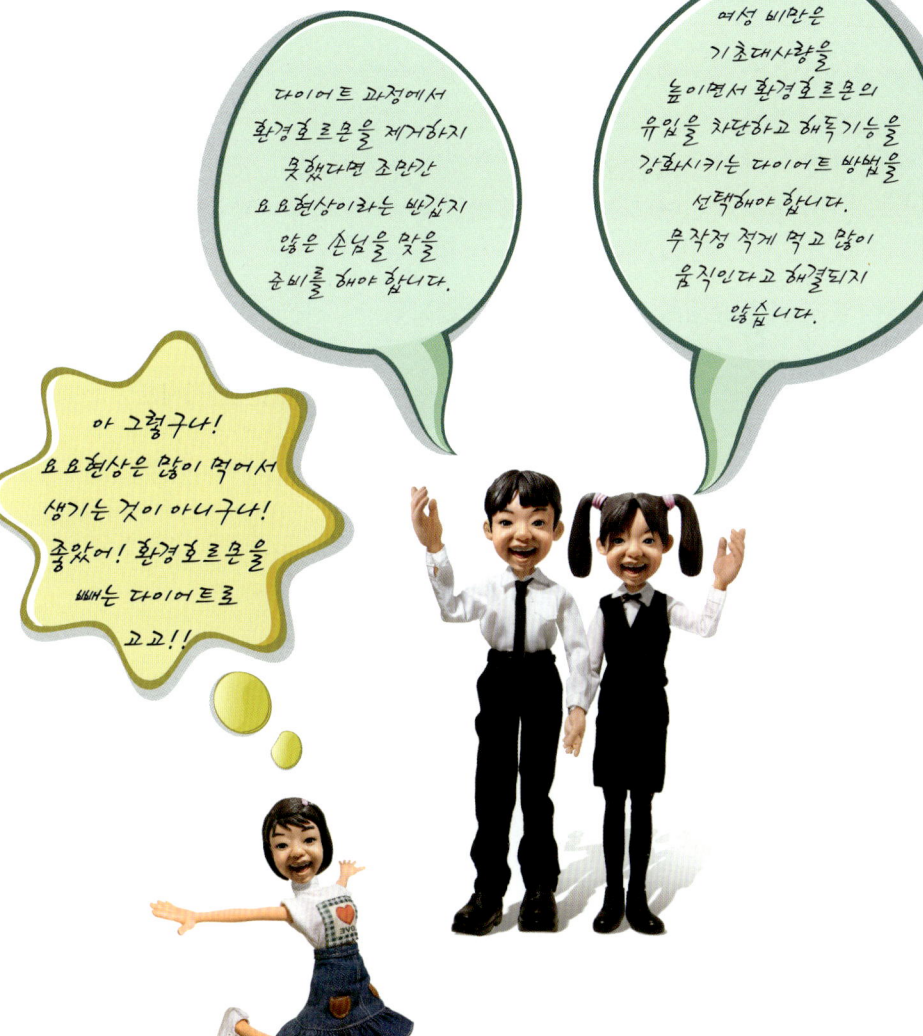

청소년이 위험하다

　최근 사회문제가 되고 있는 '성조숙증'을 아십니까? 성조숙증을 보이는 아이들은 어렸을 때 많이 크는 것 같아도 성장판이 일찍 닫히기 때문에 성인이 되었을 때는 평균 키보다 작게 됩니다.
　여자 아이의 경우 초경이 빨라지는 것이 성조숙증의 대표적인 증상이죠. 그래서 부모들은 초경을 늦추기 위해 여러 방법을 쓰고 있지만 소용이 없는 경우가 많습니다.

　그런데 초경이 빨라지는 것과 비만 사이에 관계가 있다는 연구결과가 나왔습니다.

- '초경이 빠를수록 비만이 될 확률이 높다'
- '비만일수록 초경이 빨라진다'
- '엄마가 비만이면 아이의 초경이 빨라진다'

왜 이러한 결과가 나오는 것일까요?
　그렇습니다. 성조숙증의 원인과 비만의 원인이 같기 때문입니다. 환경호르몬이 성조숙증의 원인이며, 환경호르몬이 비만의 원인입니다. 그래서 초경이 빠르면 비만해지고, 비만하면 초경이 빨라지는 것입니다.

비채소식

여학생들의 초경시기가 빠를수록 성장 후 과체중이나 비만이 될 확률이 높다고 미국 로스앤젤레스 캘리포니아대학 안슈 슈레스타(Anshu Shrestha) 교수가 Fertility and Sterility에 발표했다.

교수는 1984~1987년 사이에 태어난 여학생 3,169명을 대상으로 조사한 결과, BMI(체질량 지수)가 1포인트 상승할 때마다 초경 시기가 평균치보다 25일 빨라졌으며, 과체중이거나 비만일수록 BMI가 정상인 여성에 비해 초경시기가 3~5개월 더 빨라지는 것으로 나타났다고 밝혔다.

또한, 어머니의 임신 중 BMI가 1포인트 상승할 때마다 자녀의 초경시기는 약 일주일씩 빨라지는 것으로 나타나 상호 상관관계를 보였다.

슈레스타 교수는 "특히 여성은 건강유지가 자신뿐만 아니라 향후 자녀의 건강에도 영향을 미치는 만큼 어려서부터 건강한 체중 유지가 중요하다"고 말했다.

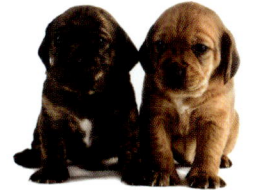

요즘 아이들의 초경과 사춘기가 빨라지는 것에 다 이유가 있었구만! 요즘 애들이 뚱뚱한 것도 그렇고 말이야!

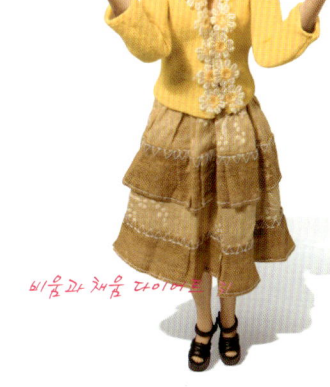

청소년 비만과 성조숙증의 원인은 같습니다. 우리 아이를 날씬하고 크게 키우려면 몸에서 환경호르몬을 제거해야 합니다.

불임여성이 위험하다

다낭성난소증후군이라는 질환이 있습니다. 이 병에 걸린 여성은 생리불순과 여드름이 잦아지고 머리카락이 가늘어지며 탈모가 되는 증상을 겪게 됩니다. 그리고 불임으로 이어질 가능성이 높습니다.

그런데 이 질환을 앓고 있으면 식욕이 왕성해져서 비만이 되는 경우가 많다고 합니다. 왜 그럴까요? 아래의 연구결과를 보시기 바랍니다.

비채소식

영국 Huddersfield Royal Infirmay 병원 연구팀이 '임상내분비대사학 저널'에 밝힌 100명의 건강한 여성과 다낭성난소증후군을 앓고 있는 71명 여성을 비교한 연구결과에 의하면 다낭성난소증후군을 앓는 여성들이 평균적으로 혈중 비스페놀A(환경호르몬의 일종)가 더 높은 것으로 나타났습니다.

식욕이 증가하는 것은 몸에서 영양소를 필요로 한다는 강력한 신호입니다. 특히 해독에 필수적인 영양소가 부족할 때는 더욱 그렇습니다.

   짠 음식을 먹으면 물을 찾게 됩니다. 여기서 물은 염분을 중화시키는 일종의 해독제인 셈이죠. 다낭성난소증후군을 앓고 있는 여성에게 식욕이 증가하는 것도 이와 같습니다.

   이 질환을 앓고 있는 여성에게서 환경호르몬인 비스페놀A가 높게 나왔습니다. 비스페놀A는 대부분 지방에 저장되어 있겠지만 일부는 혈중으로 방출되어 몸의 기능을 엉망으로 만들기 때문에 우리 몸은 기회만 있으면 밖으로 제거하려 할 것입니다.

   이때 해독기능이 있는 영양소가 필요하기 때문에 식욕이 증가하는 것입니다. 그런데 불행하게도 식욕이 증가하면 영양소가 풍부한 음식보다는 밀가루로 만든 음식이나 고기를 주로 먹습니다. 밀가루나 고기에는 환경호르몬이 아주 많은데도 말입니다.

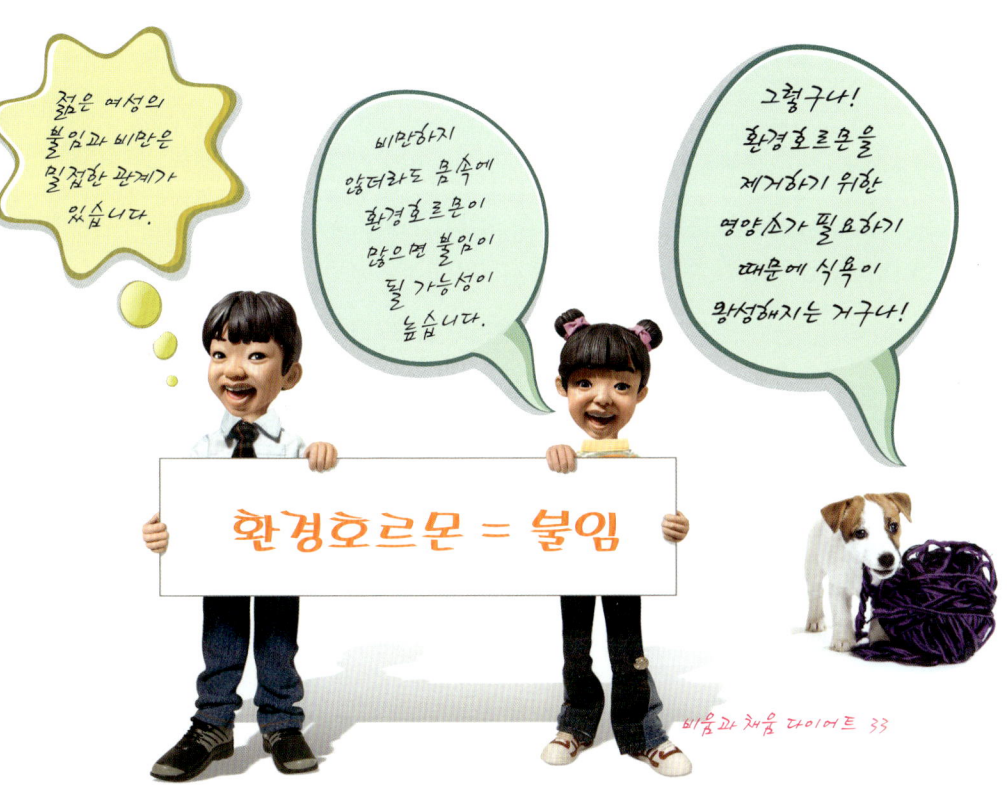

폐경기 여성이 위험하다

플라스틱 제품을 많이 사용하는 여성은 플라스틱 속 화학물질(환경호르몬)의 영향으로 폐경이 빨리 찾아온다는 연구결과가 나왔습니다.

비채소식

미국 웨스트버지니아 의대 사라 녹스 박사팀은 18~65세 2만 6,000명을 대상으로 이들의 폐경시기와 혈액 속 과불화탄소(PFC)의 수치를 측정, 비교했다. 과불화탄소는 플라스틱 제품에서 많이 발견되는 화학물질이다. 그 결과 혈액 속 과불화탄소 수치가 높은 여성일수록 폐경이 일찍 찾아왔다. 보통 폐경시기보다 이른 42세에 폐경이 시작되는 경우가 많았다.

녹스 박사는 "이번 연구는 많은 여성을 대상으로 했기 때문에 신뢰성이 높다"며 "플라스틱과 여성 폐경과는 분명하게 관계가 있는 것으로 나타났다"고 말했다. 녹스 박사는 "PFC는 여성의 폐경에도 영향을 주지만 혈관질환의 위험을 높이고 면역체계의 이상도 가져온다"며 "이제는 플라스틱 제품의 사용을 줄이는 방안을 고민해야 할 때"라고 말했다.

실제로 요즘에는 40대 초반에 폐경이 되는 여성이 많습니다. 환경호르몬이 여성호르몬의 기능을 방해한 결과입니다.

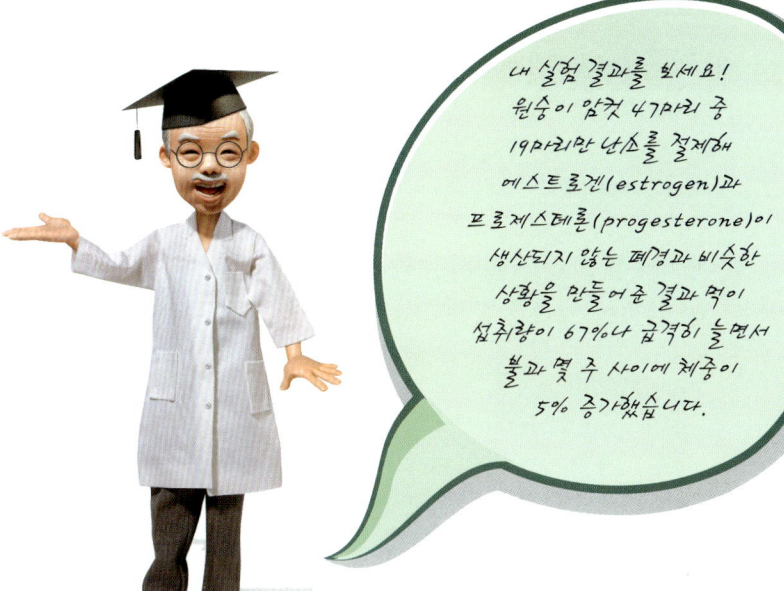

내 실험 결과를 보세요! 원숭이 암컷 47마리 중 19마리만 난소를 절제해 에스트로겐(estrogen)과 프로제스테론(progesterone)이 생산되지 않는 폐경과 비슷한 상황을 만들어준 결과 먹이 섭취량이 67%나 급격히 늘면서 불과 몇 주 사이에 체중이 5% 증가했습니다.

캐머런(Judy Cameron) 박사
(미국 오리건 보건대학)

비채소식

미국 인구의 61%가 비만으로 알려져 있는데 그 비율은 남성보다 여성이 높다. 특히 조기에 폐경이 된 여성의 비만율이 더 높다.

폐경전 여성과 폐경후 여성의 평균체중 변화 수치는 차이가 없었으나 한 연구집단을 분석한 결과 폐경후 여성의 BMI값이 유의하게 높았고 폐경전 여성과 폐경후 여성의 체중, 나이에 별 차이가 없어도 폐경후 여성의 체지방이 무려 17% 높게 나왔다는 결과가 발표되었다.

설상가상의 현실

다이어트를 잘못하면 이런 현상이 발생할 수 있습니다.

> **비채소식**
>
> 이 유독물질(농약의 일종)이 우리 몸의 모든 지방조직에 쌓였다가 지방층이 줄어들면 즉시 혈관 속으로 방출된다. 뉴질랜드 의학학술지에 이와 관련된 사례가 소개되었다. 비만 치료를 받던 남자가 갑자기 농약중독 증세를 보인 것이다. 조사 결과 지방조직에서 디엘드린(농약 성분)이 발견되었는데 체중을 줄이는 과정에서 이 물질이 작용을 시작한 것이다. 이와 비슷한 일은 질병으로 인해 체중이 감소하는 과정에서도 나타난다. **-침묵의 봄 中에서**

    농약성분(환경호르몬)은 음식과 물을 통해 우리 몸속으로 들어오며, 종착역은 지방입니다. 그런데 다이어트를 시도하거나 과로하여 체중이 줄어들면 지방에 녹아 있던 농약성분(환경호르몬)이 우리 몸을 엉망으로 만듭니다.
    위의 사례에서 보듯이 농약중독 증세가 그렇고, 각종 다이어트 부작용이 그렇습니다. 심지어 고혈압과 고지혈증, 당뇨병, 암에 이르는 대부분의 난치병들도 환경호르몬과 관련이 있다는 연구 결과가 속속 발표되고 있습니다.

　자신이 친 덫에 자신의 발목이 잘린 격이며, 자신의 손을 떠난 부메랑이 돌아와 자신의 눈을 강타한 격입니다. 어이없는 일이지만 사실이 그렇습니다.

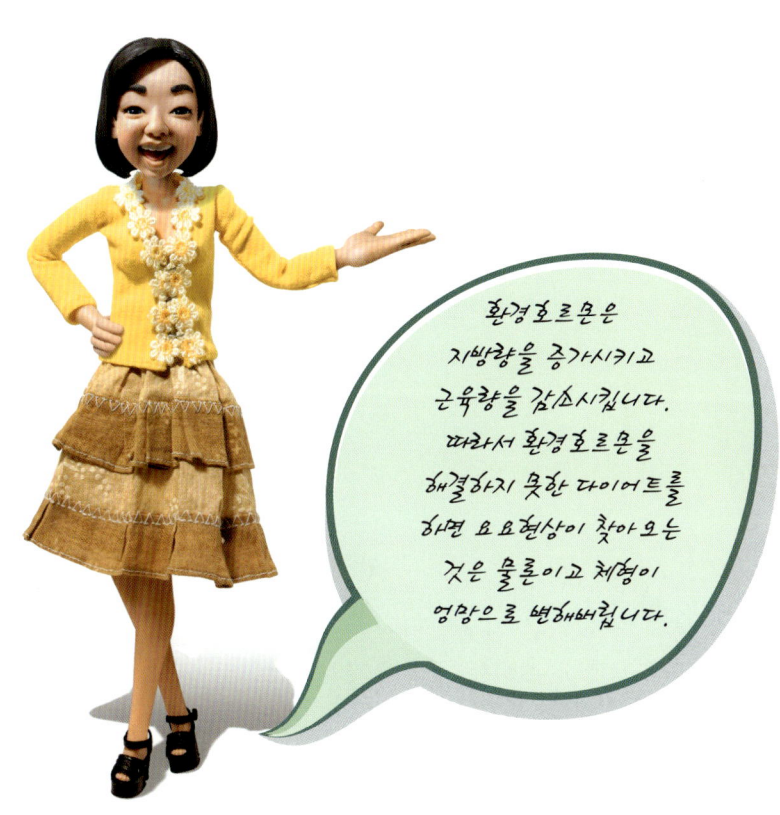

환경호르몬은 지방량을 증가시키고 근육량을 감소시킵니다. 따라서 환경호르몬을 해결하지 못한 다이어트를 하면 요요현상이 찾아오는 것은 물론이고 체형이 엉망으로 변해버립니다.

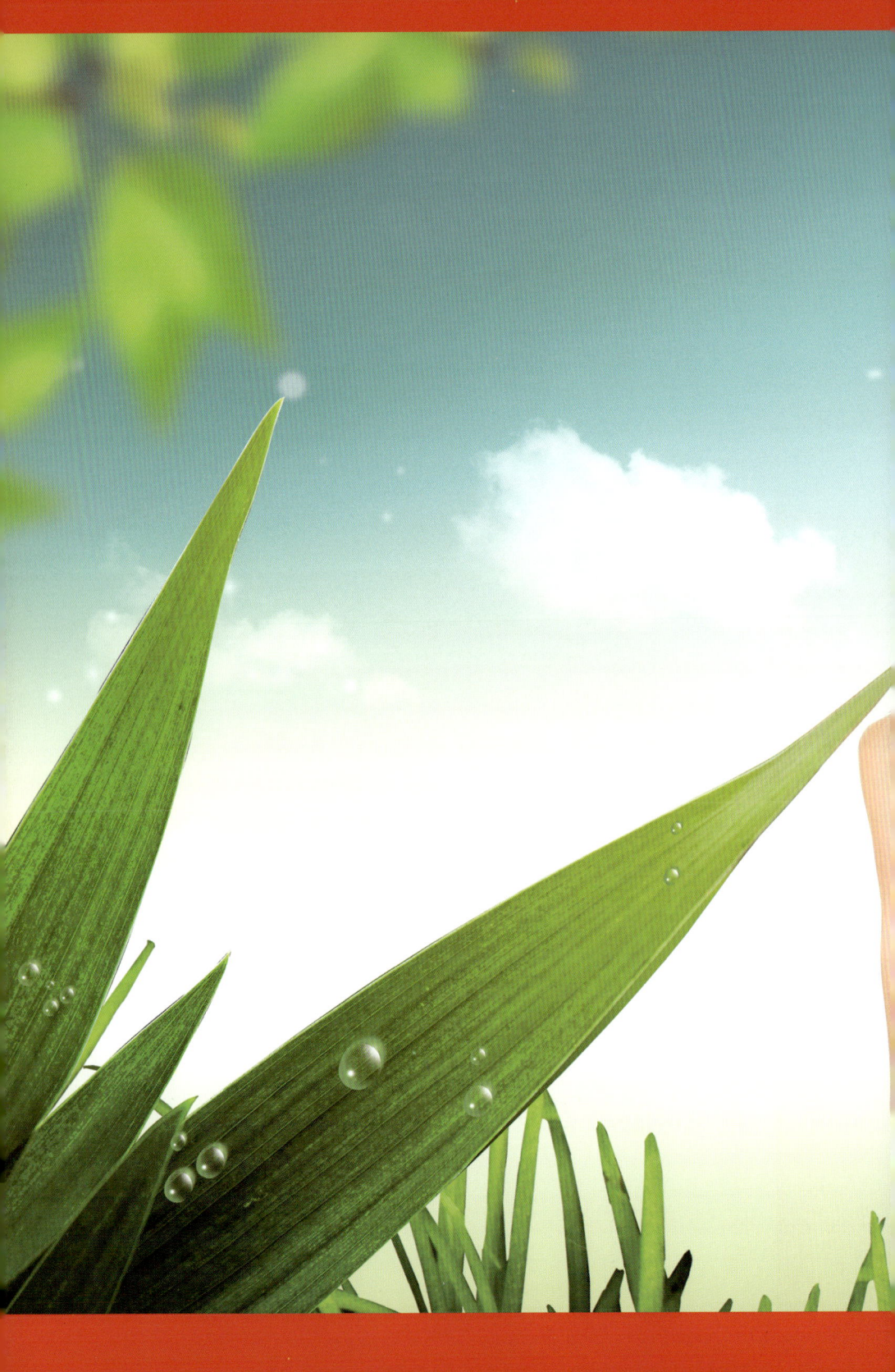

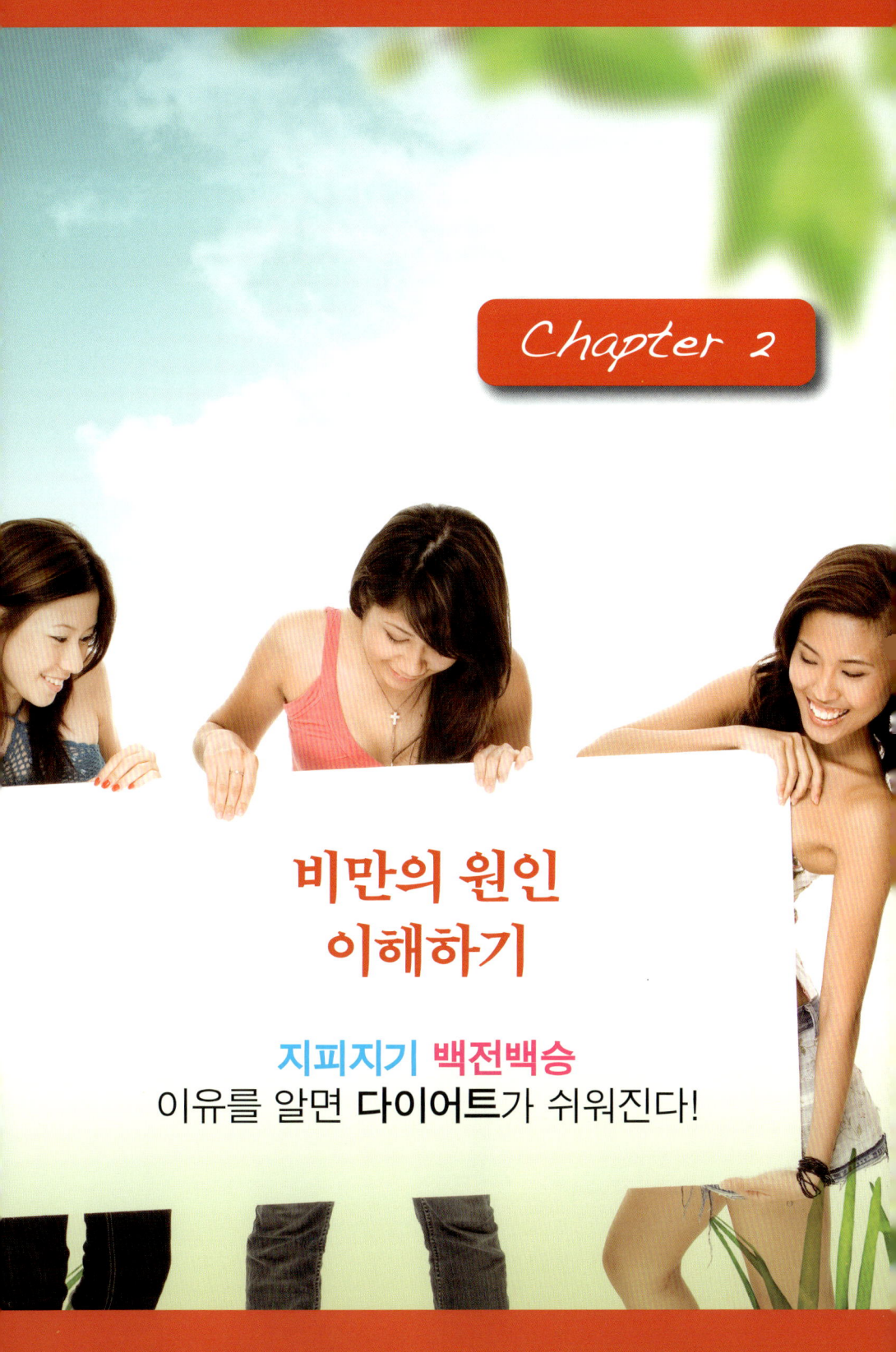

과식이 비만의 원인일까?

질문: 한창 성장하는 아이들이 왜 밥을 많이 먹을까?
답: 성장에 필요한 에너지를 얻기 위해서…

질문: 임신을 하면 왜 먹고 싶은 것이 많아질까?
답: 태아를 키우는 데 필요하기 때문에…

질문: 뚱뚱한 나는 왜 자꾸 먹고 싶을까?
답: 이유가 있을 텐데?

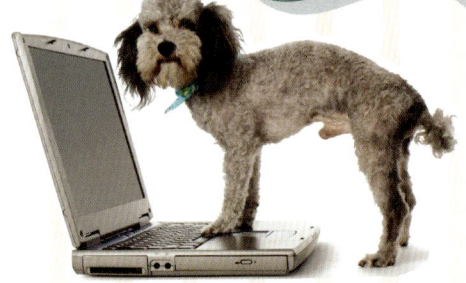

과식(過食)이 비만의 원인일 수 있다는 제보를 받고 꼼꼼하게 조사했습니다. 그런데 과식을 범인으로 단정하기에는 석연치 않은 부분이 있었습니다. 밥을 많이 먹는다고 누구나 살이 찌는 것은 아니기 때문입니다. 반면 적게 먹는데도 살이 찌는 사람이 있었습니다. 과식이 억울한 누명을 쓰고 있는 건 아닐까요?

몸에 수분이 부족해지면 갈증이 생기듯이 몸에 필요한 영양소가 부족해지면 식욕이 생깁니다. 식욕은 몸을 건강하게 유지하라는 몸의 명령인 셈이죠.

갈증이 날 때 소금물을 마시면 어떻게 될까요? 갈증이 더 심해집니다. 갈증을 달래기 위해서는 순수한 물을 공급해야 합니다. 콜라와 사이다, 커피도 갈증을 없애지 못합니다.

뚱뚱한 사람들은 식욕이 생길 때 엉뚱한 것을 먹기 때문에 살이 찝니다. 몸을 건강하게 하는 음식보다는 조미료와 첨가제로 범벅이 된 맛있는(?) 음식을 먹는 것이죠.

그런데 이런 음식으로는 도무지 식욕을 잠재울 수가 없습니다. 특히 환경호르몬이 다량 들어 있는 밀가루나 고기를 주로 먹는다면 왕성해지는 식욕을 억제할 길이 없습니다.

반면 식욕이 생길 때 자연적인 음식, 몸의 요구를 충족시킬 수 있는 음식을 먹는다면 상황은 완전히 바뀝니다. 목이 마를 때 순수한 물이 만족감을 주듯이 자연적인 음식은 과식을 부르지 않습니다. 물론 조금 과식한다고 해도 살이 찌지 않고요.

> 과식은 비만의 원인이 아니라니까요! 나도 아는 사실을 어른들이 모르니... 세상 오래 살아봐야 다 헛빵이라니까!

과다한 지방 섭취가
비만의 원인일까?

　2010년 10월 SBS스페셜에서 '잃어버린 풀의 기억'이라는 방송을 했습니다. 동물성 지방을 먹고도 건강해질 뿐 아니라 살이 빠지는 사람도 있다는 내용으로 우리의 상식을 완전히 뒤엎는 것이었죠.

　그런데 여기서 강조했던 동물성 지방은 풀을 뜯는 소의 지방이었습니다. 지금처럼 좁은 공간에서 사육하는 소의 지방이 아닙니다. 옥수수 사료가 아니라 무공해 지역에서 풀을 먹이는 소의 지방입니다.

　에스키모인의 식단도 70%가 동물성 지방으로 이루어져 있지만 현대인들처럼 비만하지 않다고 합니다. 무엇을 의미하는 걸까요?

　그렇습니다. 지방이 문제가 아니라 지방의 종류가 문제라는 것입니다. 현대인들이 먹고 있는 지방은 대부분 환경호르몬에 노출된 지방입니다. 그래서 먹으면 먹을수록 뚱뚱해지고 고혈압과 당뇨병에 걸리는 것입니다.

이것이 비채 다이어트
환경호르몬이 가득한 육고기를 비우고!!
세포를 건강하게 하면서 독소를 제거하는 견과류로 채운다!!

비채소식
"1일 견과류 ⅓컵 섭취 → 콜레스테롤·지방 뚝↓"

호두, 땅콩 등 견과류를 적당히 섭취하면 혈중 콜레스테롤 수치를 떨어뜨리는 것은 물론, 중성지방도 낮추는 효과가 있다는 연구결과가 나왔다.

미국 로마린다(Loma Linda) 대학 보건대학원의 조안 사바테(Joan Sabate) 박사는 견과류를 적당히 먹으면 총콜레스테롤과 악성 콜레스테롤인 저밀도 지단백(LDL) 외에 중성지방까지 혈중수치를 낮출 수 있다고 AFP통신을 통해 밝혔다(2010년 5월). 사바테 박사는 7개국에서 총 583명의 남녀를 대상으로 실시된 실험결과, 견과류를 하루 평균 67g(약 3분의 1컵) 먹는 사람은 혈중 총콜레스테롤이 평균 5.1%, LDL이 7.4%, 중성지방이 10.2% 각각 줄어드는 것으로 나타났다고 밝혔다.

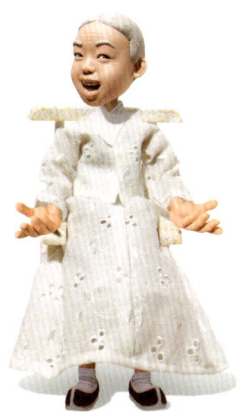

'잃어버린 풀의 기억'에서 강조한 대로 지방을 적당량 섭취해야만 살이 빠집니다. 우리 몸을 구성하고 있는 세포가 지방으로 둘러싸여 있기 때문에 지방이 부족하면 몸의 기능은 엉망이 되고, 식욕은 왕성해집니다. 식욕이 왕성해졌을 때 환경호르몬으로 가득 찬 쇠고기와 돼지고기를 먹지 않기를 바랍니다.

탄수화물이 비만의 원인일까?

요즘 유행하고 있는 대부분의 다이어트에서 빠지지 않고 강조하는 것이 있다면 바로 탄수화물의 섭취를 줄이라는 것입니다. 탄수화물을 많이 섭취하면 지방으로 변한다는 이유 때문이죠.

그런데 이것은 엉터리 정보에 지나지 않습니다. 탄수화물은 뇌와 심장, 간, 콩팥의 기능에 필수적인 영양소이기 때문에 부족해지면 몸의 기능은 약해질 수밖에 없습니다.

또한 탄수화물은 신진대사를 힘차게 가동시키는 동력이 될 뿐아니라 환경호르몬을 해독하는 데에도 꼭 필요한 영양소입니다. 따라서 탄수화물을 무조건 적게 먹는 것보다 양질의 탄수화물을 적절하게 섭취하는 것이 살을 빼는 데에 보다 효과적입니다.

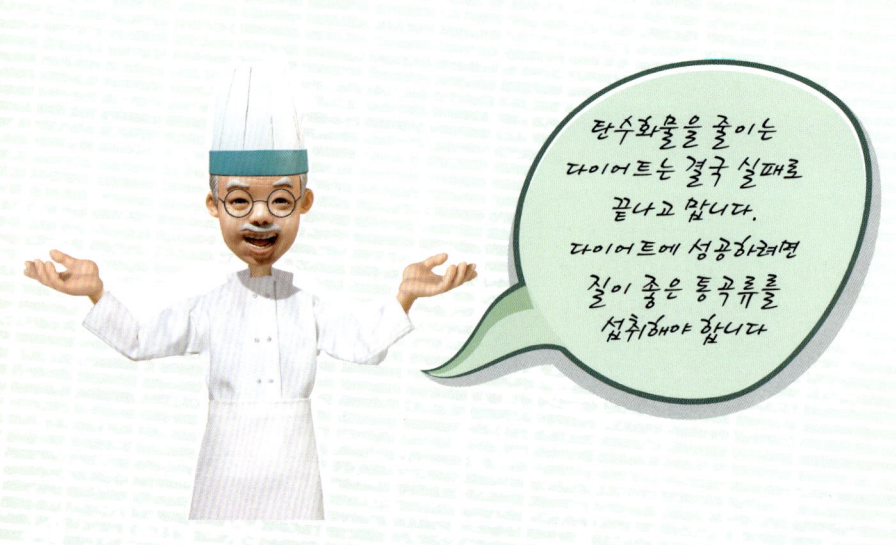

탄수화물을 줄이는 다이어트는 결국 실패로 끝나고 맙니다. 다이어트에 성공하려면 질이 좋은 통곡류를 섭취해야 합니다

비채소식

 탄수화물은 체온을 올리는 데 적합한 영양소이다. 탄수화물이 풍부한 음식을 먹은 뒤에 몸이 따뜻해지는 것을 보면 알 수 있다. 탄수화물 섭취로 카테콜라민이 분비되면 탄수화물이 연소하면서 지방이 축적되는 것을 방지하는 효과가 있다. -폴라 베일리 해밀턴 박사

 다이어트를 할 때 탄수화물을 제한하면 실패할 가능성이 매우 높습니다. 탄수화물은 몸에 필요한 영양소이기 때문에 부족해지면 식욕이 왕성해져 과식으로 이어집니다.

이것이 비채 다이어트
식탁에서 정제된 탄수화물을 비우고!!
세포를 건강하게 하면서 독소를 제거하는 통곡류로 채운다!!

이런 다이어트도 있대!

저항성 전분(Resistant Starch) 다이어트

저항성 전분은 식이섬유의 일종으로 위장과 소장에서 소화되지 않고 발효를 위해 대장으로 이동하는 모든 전분을 가리킵니다. 저항성 전분은 감자, 보리, 콩, 밀, 현미와 같은 대부분의 탄수화물 식품에 들어있죠. 저항성 전분은 생으로 먹을 때보다 이런 식품들을 불에 익혀 요리했을 때 더 잘 형성되는 특징이 있습니다.

이들 음식이 포만감과 함께 체중을 줄이는 이유는 저항성 전분이 체내에 들어가면 지방연소를 증가시키고 지방을 연소하는 대사 속도를 가속화하는 데 도움을 주기 때문입니다.

비채소식

시리얼과 시리얼 스낵 위주의 탄수화물 식단을 섭취하는 그룹과 채소 위주로 식단을 구성해 섭취하는 그룹으로 나뉘어 2주간 식단조절을 실시했다.

실험결과는 매우 놀랍다. 탄수화물 식단을 섭취한 그룹의 체중과 체지방, BMI의 감소폭이 채소식단 그룹보다 훨씬 크기 때문이다. 비타민B의 일종인 티아민, 비타민D, 엽산의 흡수율도 훨씬 좋았다.

시리얼 위주의 탄수화물 식단은 칼로리가 낮고 포만감은 높으며 체내 대사량을 촉진시켜 결과적으로 체중과 체지방 감소에 도움을 준 것이다. 쌀이라면 찹쌀보다 멥쌀, 백미보다 현미에 저항성 전분이 많이 함유되어 있다.

-The Carblovers Diet 中에서

식품별 저항성 전분 함량 - 차움푸드테라피센타

콩(2분의 1컵, 120ml)	9.8g
현미(2분의 1컵)	3g
콩보리(2분의 1컵)	1.6g
파스타(1컵, 240ml)	1.9g
통곡물빵(2장)	0.5g
오트밀(1컵)	0.7g
바나나(중간크기)	4.7g
감자(중간 크기)	3.2g
매(2분의 1컵)	4g
옥수수(2분의 1컵)	2g

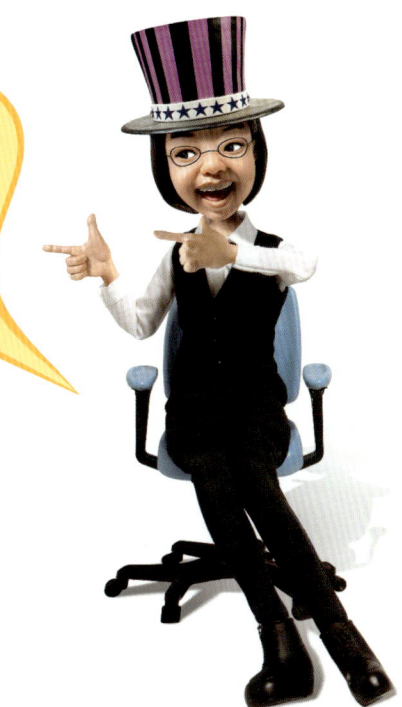

다이어트에 성공하려면 저항성 전분이 많이 함유된 통곡식을 먹어야 합니다. 저항성 전분이 많은 곡류는 환경호르몬을 제거하는 효과도 있어 일석이조(一石二鳥)입니다.

비채소식
세 끼 모두 저항성 전분이 풍부하게 함유된 빵과 파스타, 피자 등을 먹으면서 간식도 빼놓지 않는데 체중이 줄어든다!
-The Carblovers Diet 中에서

운동부족이 비만의 원인일까?

운동부족은 비만의 원인이지만 동시에 비만의 결과이기도 합니다.

비만한 사람이 운동을 좋아할까요? 보통 체격인 사람이 운동을 좋아할까요? 비만한 사람들이 운동을 싫어하는 것은 게으른 성격 때문이 아닙니다.

2차 세계대전에서 사람을 죽이기 위해 쓰였던 화학물질이 농약으로 변신했다는 것을 아는 사람은 많지 않습니다. 신경과 근육을 마비시키는 효과가 뛰어난 화학물질을 약간 변형시켜 해충을 죽이는 데 사용한 것이죠.

농약은 해충의 신경과 근육을 마비시키는 효과가 탁월할수록 잘 팔립니다. 그런데 이처럼 효과 좋은 농약은 음식을 통해, 특히 가축의 고기를 통해 우리의 몸속으로 들어옵니다.

실제로 가축을 살찌우는 데에도 이러한 농약이 쓰이고 있다는 것은 매우 충격적입니다. 근력을 떨어뜨려 움직임을 줄어들게 하고 지방을 더 많이 축적되게 하는 농약의 효과를 노린 것입니다.

농약으로 키운 곡식과 야채를 먹고, 농약으로 키운 가축의 고기를 먹는다면 그 농약의 놀라운 효과는 사람에게 그대로 옮겨집니다.

어떤 효과입니까? 신경과 근육의 기능이 약해지는 효과입니다. 운동부족이 비만의 결과인 이유를 아시겠지요. 움직이기 싫어서가 아니라 잘못된 식생활로 인해 체내에 지방과 환경호르몬이 많아지면 근육이 퇴화되기 때문에 운동력이 떨어지는 것은 당연한 결과입니다.

    따라서 운동을 하면서, 또는 운동을 하기 전에 체내에 있는 환경호르몬을 제거해야 한다는 것을 잊지 않기를 바랍니다. 만약 그렇게 하지 않으면 요요현상을 막을 길이 없습니다.

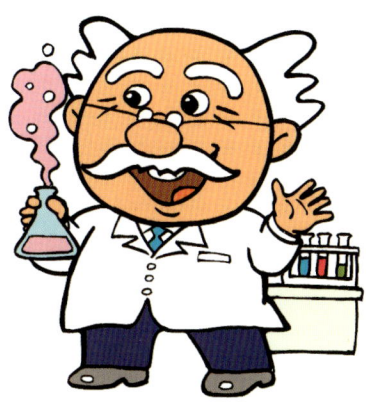

> 전쟁에서 사용되는 대량살상무기는 사람의 신경과 근육을 마비시키는 효과가 있습니다. 대량살상무기를 잘 개량해서 만든 것이 농약입니다. 농약이 들어 있는 음식을 제한하지 않으면 서서히 신경과 근육은 마비될 것입니다.

이것이 비채 다이어트
운동을 열심히 해서 땀으로 환경호르몬을 비우고!!
동시에 세포를 건강하게 하면서 독소를 제거하는 음식으로 채운다!!

스트레스가 비만의 원인일까?

스트레스가 비만의 원인일까요?

분하고 짜증나는 일이 있을 때 먹는 것으로 해결하려는 사람들을 보면 그럴 듯합니다. 실제로 스트레스를 받으면 스트레스호르몬이 분비되어 식욕이 왕성해질 뿐 아니라 지방합성이 촉진된다고 합니다. 이를 뒷받침하는 연구결과를 볼까요.

비채소식
이스라엘 와이즈만 연구소의 신경내분비전문의 알론 첸 박사는 스트레스를 받을 때 발현되는 불안 유전자가 단순히 스트레스만 유발하는 것이 아니고 달고 기름진 음식이 입에 당기도록 만든다고 영국의 데일리 텔레그래프를 통해 보고했다.

그런데 왜 식욕이 왕성해지는 걸까요? 왜 몸은 지방합성을 촉진하는 걸까요? 그 이유는 이렇습니다.

첫째, 스트레스를 받았을 때 발생하는 활성산소를 제거하는 데 필요한 영양소 때문입니다. 몸은 활성산소를 제거하는 데 필요한 비타민과 미네랄을 요구하는 것입니다. 그래서 식욕이 왕성해지는 것이죠.

둘째, 스트레스를 받으면 살이 빠집니다. 그 결과 지방에 녹아 있던 환경호르몬이 혈액으로 방출되겠죠. 이 환경호르몬을 체외로 배출시키는 데 필요한 영양소를 얻기 위해 식욕이 왕성해집니다.

그러나 현대인들의 몸속에는 해독에 필수적인 영양소가 많이 부족하기 때문에 지방합성을 촉진시켜 환경호르몬을 지방조직에 묶어 놓을 수밖에 없는 것입니다.

　이처럼 몸은 스트레스로 인한 영양의 불균형을 회복시키기 위해 식욕을 촉진하는 것이고, 실패하면 지방이라도 많이 만들어서 급한 불을 끄는 것입니다.

　그런데 대부분의 사람들은 스트레스를 받았을 때 몸에 필요한 영양소를 공급하지 않고 입맛에 맞는 음식, 특히 살이 찔 수밖에 없는 음식을 골라 먹기 때문에 살이 찌는 것이죠.

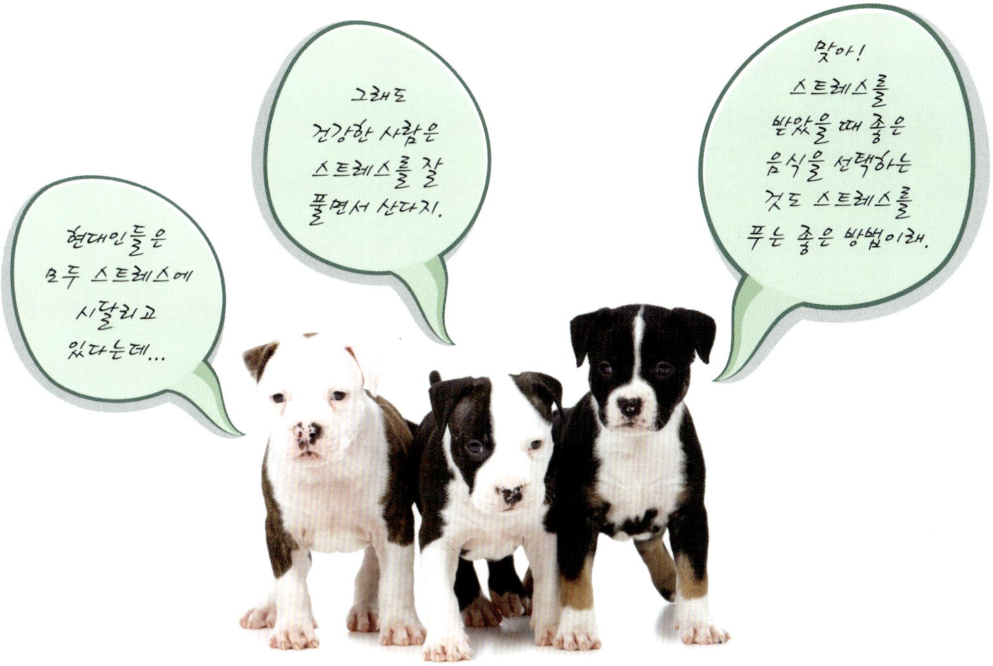

> 현대인들은 모두 스트레스에 시달리고 있다는데...

> 그래도 건강한 사람은 스트레스를 잘 풀면서 산다지.

> 맞아! 스트레스를 받았을 때 좋은 음식을 선택하는 것도 스트레스를 푸는 좋은 방법이래.

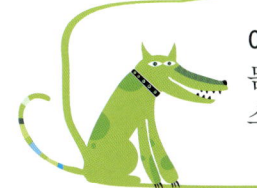

이것이 비채 다이어트
몸과 마음의 스트레스를 비우고!!
스트레스에 대항하는 음식으로 채운다!!

수면부족이 비만의 원인일까?

최근 '수면 다이어트'가 유행한 적이 있습니다. 잠을 자지 않으면 칼로리 소모가 증가하기 때문에 살이 더 많이 빠질 것 같아도 그렇지 않습니다. 수면과 비만에 관한 연구결과를 보겠습니다.

> **비채소식**
>
> 비만 아닌 정상 체중의 사람이라도 잠을 적게 자면 많이 먹게 된다는 연구결과가 나왔다.
>
> 미국 콜럼비아대학의 연구진은 보통체중의 남녀 13명씩 26명을 대상으로 6일간 하루 평균 4시간을 자게 하고 식습관을 조사한 결과 잠이 부족하면 충분히 잔 사람보다 하루에 거의 300cal를 더 섭취한다고 했다. 특히 여자는 잠이 부족하면 평균 329cal나 더 먹어 평균 263cal 더 먹는 남자보다 섭취 열량이 높았다. 연구진은 "잠을 습관적으로 적게 자면 곧 비만이 되고 일찍부터 심혈관질환에 걸릴 위험이 높아진다"고 말했다.

잠을 적게 자면 왜 많이 먹게 될까요?

잠은 하루의 피로를 풀기 위한 시간입니다. 망가진 세포를 재생시키고, 노폐물을 처리하는 아주 중요한 시간이죠. 밤에 잠을 못 잤다는 것은 이 중요한 시간을 빼앗겼다는 뜻입니다.

그런데 왜 많이 먹게 되죠?

그것은 잠으로 풀지 못한 피로, 잠자는 동안에 배출했어야 하는 노폐물을 영양소를 얻어서라도 해결해 보려는 몸의 안타까운 시도입니다. 그래서 더 많이 먹게 되는 것이죠.

특히 잠을 자지 않으면 지방이 연소되면서 환경호르몬이 혈액으로 방출될 수밖에 없습니다. 그러면 똑똑한 우리 몸은 음식을 많이 먹게 해서 가능한 빨리 지방을 만들어야 합니다. 환경호르몬을 꽁꽁 묶어두어야 하니까요.

그런데 살이 찌는 사람들은 피로를 풀고 해독에 필요한 영양소는 섭취하지 않고 입맛이 당기는 대로 음식을 먹기 때문에 살이 찌는 것입니다.

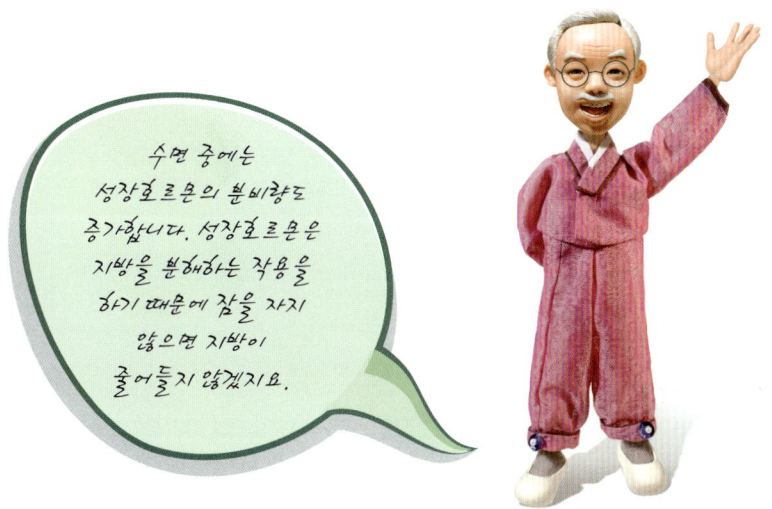

수면 중에는 성장호르몬의 분비량도 증가합니다. 성장호르몬은 지방을 분해하는 작용을 하기 때문에 잠을 자지 않으면 지방이 줄어들지 않겠지요.

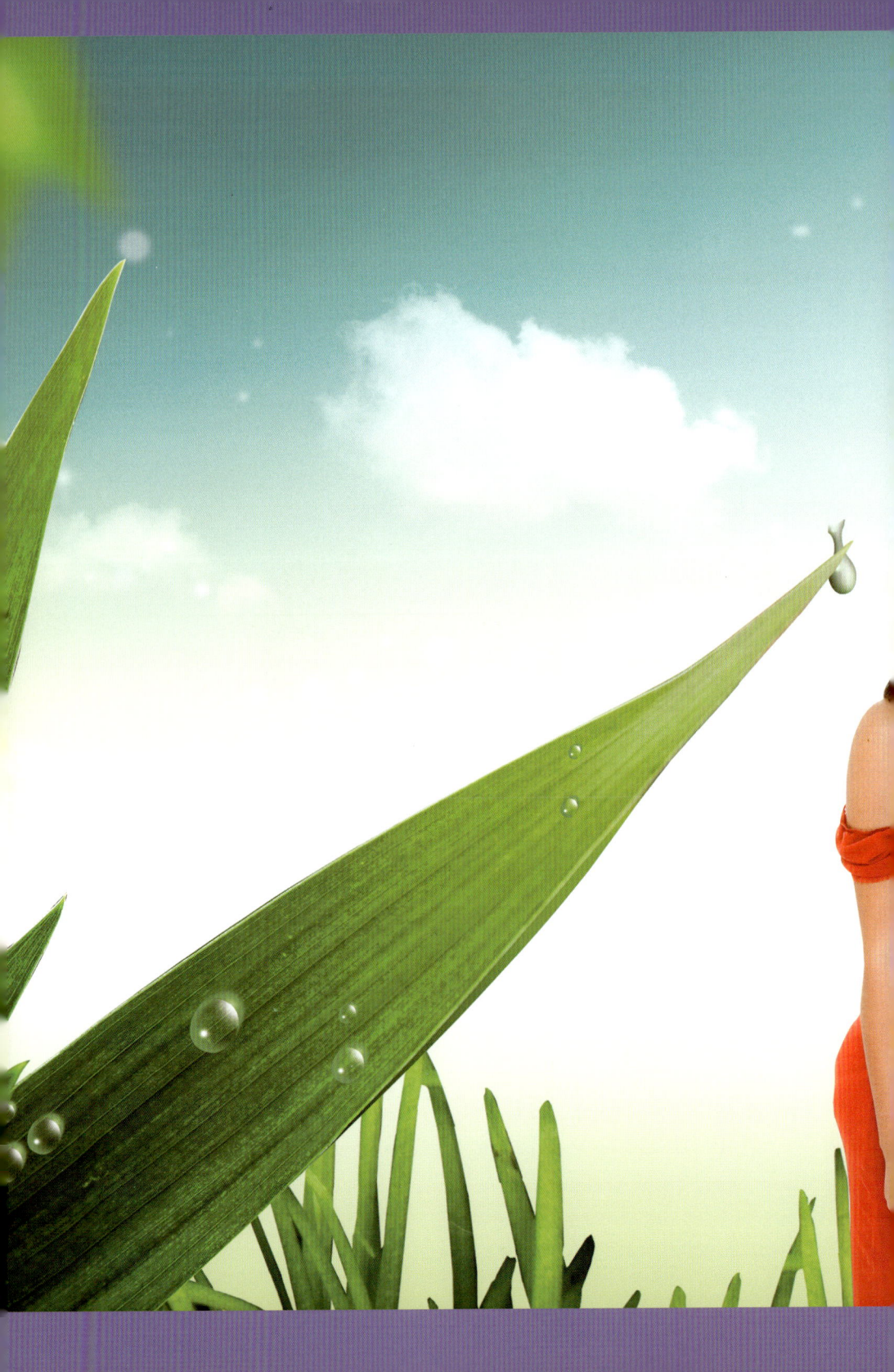

Chapter 3

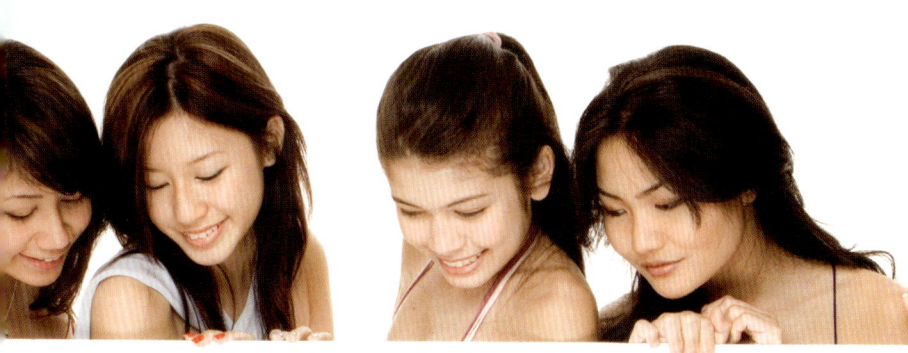

다이어트 부작용 이해하기

피할 수 없는 운명이 아니다!
독소의 장난에서 벗어나라!

무기력하고 어지러운 이유

다이어트를 결심한 뒤 가장 먼저 실천에 옮기는 것은 칼로리를 줄이는 것입니다. 일단 섭취량을 줄이면 살이 빠지기 때문이죠. 그런데 이처럼 급작스럽게 칼로리를 줄이면 일상생활에 필요한 에너지가 부족해져 힘이 빠지고 어지러운 증상이 나타납니다.

질문이요!
칼로리를 줄인 만큼 지방이 연소되면서 에너지가 발생하기 때문에 괜찮지 않을까요?
그럴 수도 있습니다. 하지만 지금까지 강조한 대로 지방은 언제까지나 계속해서 연소되지 않습니다. 그리고 지방이 분해되면서 그 속에 잠재해 있던 환경호르몬은 어떻게 처리할 생각인가요?
현대인의 몸은, 특히 비만한 사람의 몸은 환경호르몬을 제거하는 기능이 떨어져 있습니다. 그래서 지방이 분해되면서 혈액으로 방출되는 환경호르몬은 우리 몸을 공격할 수밖에 없죠.
결국 다이어트를 하면서 힘이 빠지고 어지러운 증상이 생기는 것은, 칼로리 섭취를 줄인 것이 일차적인 원인이고 지방이 연소되면서 방출된 환경호르몬이 이차적인 원인입니다.

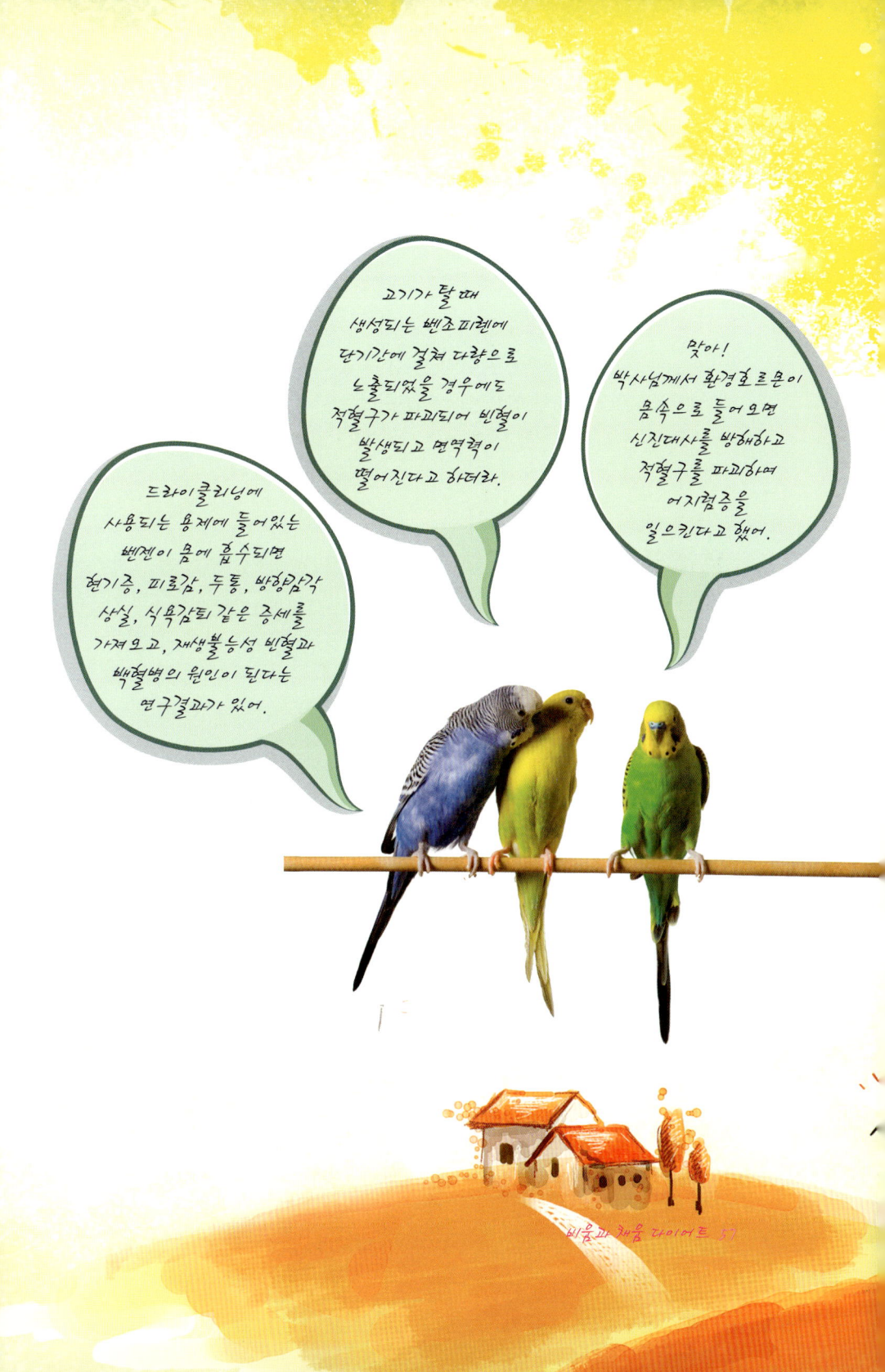

식욕이 억제되지 않는 이유

다이어트를 시작하면 처음 며칠은 식사량을 줄이는 데 성공합니다. 그런데 얼마 지나지 않아서 반갑지 않은 복병(伏兵)을 만나게 됩니다. 바로 왕성해진 식욕입니다.

식욕이 증가하는 첫 번째 이유는 배가 고프기 때문입니다. 야심차게 다이어트를 결심하고 식사량을 줄였기 때문에 배가 고플 수밖에 없습니다. 결국 식사량을 줄이는 다이어트는 왕성해진 식욕 덕분에 실패로 끝납니다.

두 번째 이유는 환경호르몬입니다. 지방이 연소되는 과정에서 나오는 환경호르몬을 처리하기 위한 영양소가 필요하기 때문에 식욕이 왕성해집니다. 이때는 식욕을 억제하기보다는 몸이 필요로 하는 영양소를 충분히 공급해주어야 합니다.

다이어트에 실패하는 사람들의 특징은 식욕이 왕성해질 때 정크푸드(밀가루, 흰쌀밥)와 고기를 주로 먹는다는 것입니다. 이런 음식은 배고픔을 결코 만족시킬 수 없을 뿐 아니라, 지방이 연소되는 과정에서 나오는 환경호르몬을 제거할 수 없는데도 말입니다.

배가 고플 때 정크푸드와 고기를 먹는 것은 갈증이 일어날 때 소금물을 마시는 것과 같습니다. 몸을 만족시키는 것이 아니라 몸을 더욱 괴롭히는 꼴이죠.

비채소식

"화학물질(환경호르몬)이 몸에서 빠져나갈 때까지는 단 음식을 찾는 욕구가 쉽게 없어지지 않을 거란 점을 알아야 한다. 화학물질이 줄어들면 단 음식에 대한 식탐이 줄어드는 것은 물론 몸이 탄수화물을 보다 효율적으로 연소하게 된다."

-폴라 베일리 해밀턴 박사

"독소(환경호르몬)는 렙틴 호르몬이 뇌에 배부르다는 신호를 보내는 것을 가로막는다. 시간이 지나면 뇌는 렙틴에 저항하게 되고 우리는 항상 배고픔을 느끼게 되는 것이다. 따라서 독소에 노출되면 식욕이 늘어날 수 있다."

-내몸 다이어트 설명서 中에서

> 식욕이 증가하는 것을 호르몬 문제로 설명하는 사람도 있습니다. 맞는 말입니다만, 왜 호르몬에 문제가 생길까요? 그렇습니다. 환경호르몬이 우리 몸속에 있는 천연호르몬의 기능을 방해하기 때문입니다.

남들처럼 살이 빠지지 않는 이유

한의원을 방문하는 사람들이 간혹 한의사에게 난처한 질문을 하곤 합니다.

"허준 시대에는 침을 한번만 맞아도 거뜬하게 좋아지던데, 내 허리는 왜 이렇게 오랫동안 낫지 않나요?"

"동의보감을 보면 한약을 몇 첩만 달여 먹어도 기운이 나고 감기가 뚝 떨어진다고 했는데, 요즘 병들은 왜 이렇게 오랫동안 낫지 않는가요?"

이와 같은 질문은 비단 한의원에서만 들을 수 있는 것이 아닙니다. 고혈압, 당뇨병, 갑상선질환만 보더라도 평생 약을 먹어야 하지 않습니까? 도대체 병을 치료하는 약이 맞습니까?

그렇다고 이것을 약의 문제로만 몰고 갈 수 없습니다. 병은 분명 원인이 있을 텐데 병의 원인을 방치한 채로 낫기를 원하는 것이 문제입니다. 공부를 하지 않으면서 점수가 오르기를 바라는 것과 별반 다르지 않지요.

예를 들어 허준 시대에 살던 사람들의 몸에는 노폐물이 많지 않았기 때문에 즉, 몸의 기능을 방해하는 장애물이 없었기 때문에 약이 즉효를 발휘했던 것입니다. 그런데 요즘 사람들의 몸에는 노폐물이 많아서 약이 효과를 낼 수 없을 정도입니다.

다이어트를 하는데 남들처럼 살이 빠지지 않는다고 불평하는 사람들도 마찬가지입니다. 몸속에 환경호르몬이 많기 때문에 살이 찐 것이고, 이 환경호르몬을 제거하지 않고 지방만 빼려 했기 때문에 남들처럼 살이 빠지지 않는 것입니다. 거듭 강조하지만 몸의 기능을 방해하는 물질을 제거하지 않으면 우리 몸은 지방을 빼지 않습니다. 아무리 적게 먹고 운동을 하더라도 몸은 저항할 것입니다.

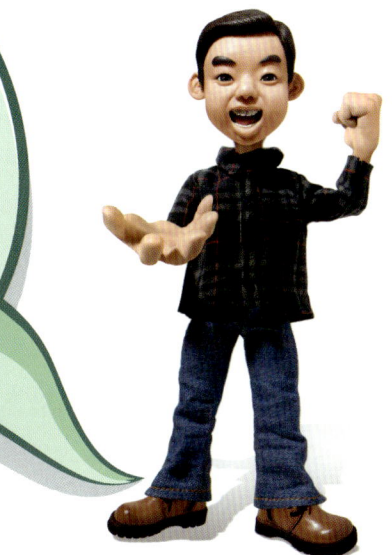

비채소식

"BMI(체질량지수)가 높은 사람들에게 더 많은 독소(환경호르몬)가 발견되었다. 왜냐하면 그들에게 지방이 더 많기 때문이다. 이 독소들은 갑상선호르몬 수치를 감소시키고 간이 갑상선 호르몬의 배출을 촉진시키는 것을 포함해서 신진대사의 다양한 측면을 방해한다"

-신진대사를 알면 병없이 산다 中에서

정체기에 빠지는 이유

여러분은 하기 싫은 일을 계속 했던 적이 있습니까? 그 과정과 결과는 어땠나요? 아마 결과도 나빴겠지만 그 과정은 매우 힘들었을 것입니다.

몸의 입장에서 본다면 정체기는 살을 빼서는 안 되기 때문에 나타나는 현상입니다. 보통 다이어트를 시작하면 1~2주 정도는 정말 잘 빠집니다. 이렇게만 빠져 준다면 1년이라도 할 수 있을 것 같습니다. 그런데 한 달이 채 되지 않아서 정체기가 시작됩니다.

정체기의 실상은 이렇습니다. 1~2주 동안 지방이 연소되면서 많은 환경호르몬이 방출되었을 것이고, 더 많은 환경호르몬이 쏟아져 나오는 것을 용납할 수 없기 때문에 우리 몸은 살을 빼기 싫어하는 것입니다.

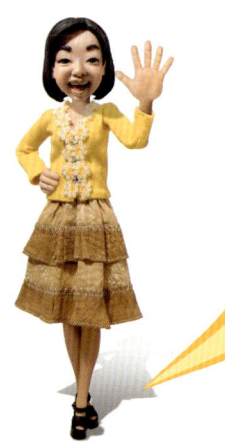

정체기는 몸이 보내는 경고신호입니다. 몸은 죽지 않기 위해 비명을 지르고 있는 것입니다. 이를 무시한 채로 잘못된 다이어트를 계속한다면 돌이킬 수 없을 정도로 몸이 망가질 수 있습니다.

비채소식

퀘벡 라박 대학의 연구자들은 체중감량 기간 동안 지방으로부터 대부분의 농약성분(환경호르몬)을 방출했던 사람들은 체중감량 후 신진대사가 매우 느려진다는 것을 발견했다. 또 다른 연구에서 남성의 체중감량 기간 동안의 독소 증가는 정상적인 미토콘드리아의 기능을 억제하고 칼로리를 소모하는 능력을 감소시키며 더 많은 체중감량을 지연시키는 것으로 나타났다.

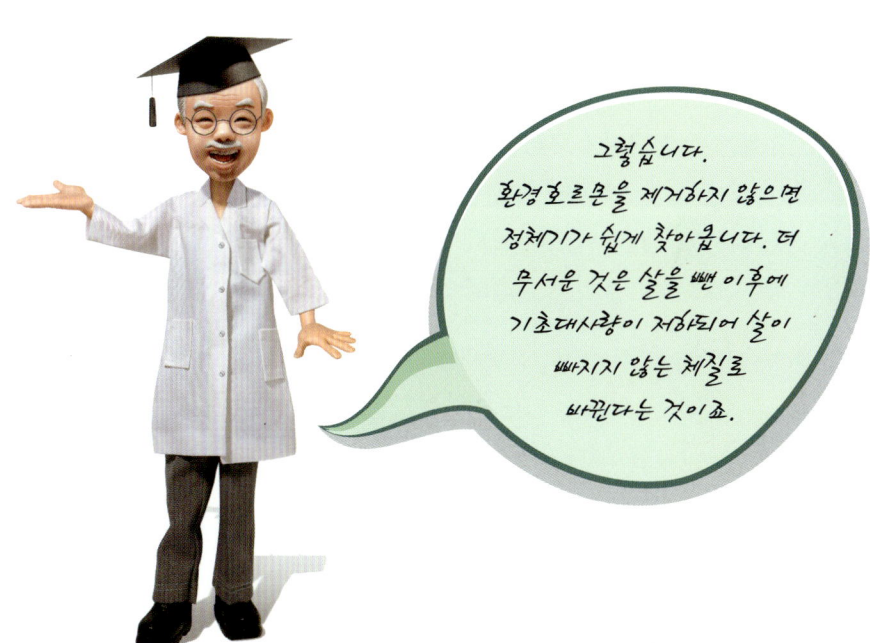

그렇습니다.
환경호르몬을 제거하지 않으면
정체기가 쉽게 찾아옵니다. 더
무서운 것은 살을 뺀 이후에
기초대사량이 저하되어 살이
빠지지 않는 체질로
바뀐다는 것이죠.

요요현상이 반복되는 이유

다이어트 부작용(?) 중에 가장 흔한 것이 요요현상입니다. 돈과 노력과 시간을 투자해서 살을 뺐는데 결과는 비참할 정도입니다.

다이어트를 하기 전보다 체중이 더 늘어났을 뿐 아니라 체형도 심하게 망가지고 맙니다. 그런데 체중이 늘어난 것은 그렇다 하더라도 체형이 나빠진 것은 큰 문제입니다.

보통 요요현상이 반복되는 사람은 근육량이 줄어들고 지방량이 늘어나게 됩니다. 체형이 변하는 것도 지방량이 늘어났기 때문이죠. 그런데 지방이 늘었다는 것은 몸 안에 환경호르몬의 양도 늘었다는 것을 의미합니다.

근육량이 줄고 지방량이 늘었다?
몸 안에 환경호르몬이 많아졌다?

맞습니다. 이것이 요요현상의 실체입니다. 근육량이 줄어든 상태에서는 다시 다이어트에 도전하더라도 성공할 가능성이 낮아집니다. 더구나 환경호르몬이 많아졌기 때문에 살을 빼는 것이 매우 어려워집니다.

이것이 비채 다이어트
근육을 퇴화시키는 환경호르몬을 비우고!!
근력을 강화하는 운동과 독소를 제거하는 음식으로 채운다!!

요요현상을 겪는 사람들이 일관된 체중을 유지한 사람들보다 모든 질병, 특히 당뇨병과 심장질환으로 인한 사망률이 두 배나 높다는 연구결과가 있습니다. 건강해지려고 다이어트를 시도했던 사람들이 자신도 모르는 사이에 오히려 자기 몸을 위험에 빠뜨리는 것이죠.

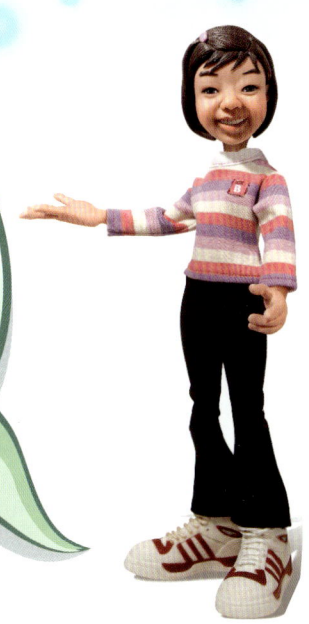

요요현상을 겪는 과정에서 몸속에 환경호르몬이 늘어나죠.

환경호르몬은 지방이 연소되는 것을 방해할 뿐 아니라, 근육량을 감소시키기 때문에 다이어트에 실패하면 항아리 체형이 된답니다!

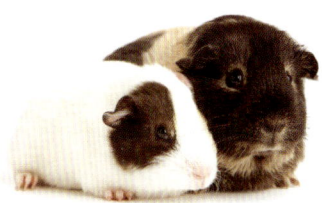

피부 트러블과 주름살이 생기는 이유

고등학교에 입학한 학생이 있었습니다. 성적이 좋아서 타지(他地)에 있는 사립학교에 들어갔습니다. 그런데 새로운 곳에서의 생활이 1달이 지나지 않았는데 여드름이 심해졌습니다.

집에 있을 때도 약간의 여드름이 있었지만 지금처럼 심하지는 않았다고 합니다. 엄마 생각으로는 집에서 유기농 음식을 주로 먹었는데, 입학한 학교에서는 그렇지 않은 것이 원인일 것이라고 합니다.

그렇습니다. 인스턴트식품에 들어 있는 식품첨가물과 환경호르몬 때문에 여드름과 뾰루지가 생깁니다. 농약과 성장촉진제, 항생제로 길러진 야채와 가축의 고기를 섭취했을 때도 마찬가지입니다.

그런데 다이어트를 하는 도중에 여드름과 뾰루지가 심해지는 경우가 종종 있습니다. 독자 여러분도 짐작했겠지만 원인은 환경호르몬입니다. 지방이 연소되면서 방출되는 환경호르몬이 여드름과 뾰루지를 만든 것이죠.

그렇다면 주름살은 어찌된 일일까요? 원인은 동일합니다. 환경호르몬이 근육을 약화시키기 때문에 얼굴에 있는 근육이 힘을 잃고 처지는 것이죠.

비채소식

화장품 방부제로 널리 쓰이는 파라벤은 값이 싸고, 방부 능력이 뛰어나 거의 대부분의 화장품에 들어간다. 기초제품부터 시작해서 샴푸, 바디용품, 색조 화장품, 심지어 베이비 로션에까지 들어가지 않는 곳이 없을 정도다. 문제는 이 파라벤류가 환경호르몬의 역할을 수행하고 있다는 점이다.

일본의 도쿄 부립의대 자료를 보면 파라벤 성분 중 메칠파라벤이 든 자외선 차단제를 쓰면 잡티가 더 생긴다고 한다. 이것을 바르고 자외선에 노출되면 피부세포들의 노화를 촉진시켜 주름살과 적갈색 반점이 형성된다는 연구결과도 있다.

- 넷스터미디어 2010년 9월 10일

> 환경호르몬의 유입이 늘어날수록 활성산소가 많이 만들어지죠. 활성산소는 피부세포에 악영향을 주어 염증과 노화를 불러오고 주름살을 만들어냅니다. 그래서 다이어트 중에는 반드시 항산화력이 있는 음식을 먹어야 합니다. 이런 음식은 활성산소를 없애는 동시에 환경호르몬을 제거하는 데도 도움이 되기 때문이죠.

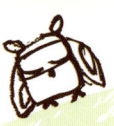

온몸이 결리는 이유

　같은 자세로 오랫동안 앉아서 컴퓨터를 했을 때 어깨가 결리고 온몸이 쑤십니다. 습하고 우중충한 날씨에 밖에서 낚시를 했을 때도 마찬가지입니다.

　결리는 증상은 혈액순환이 잘 이루어지지 않을 때 발생합니다. 오랫동안 컴퓨터를 하거나 습한 날씨에 장시간 앉아서 낚시를 할 때 결리는 것도 혈액순환이 잘 되지 않았기 때문이죠.

　그렇습니다. 스트레스, 운동부족, 날씨처럼 혈액순환을 방해하는 것은 무엇이든지 결리는 증상을 초래합니다. 그렇다면 다이어트 부작용으로 결리는 증상이 나타나는 이유는 뭘까요?

　지금까지 책을 잘 읽으셨다면 이유를 쉽게 짐작할 수 있을 것입니다. 지방이 연소되면서 방출된 환경호르몬이 문제의 중심에 있습니다.

　환경호르몬이 방출되었을 때 우리 몸은 그것을 밖으로 배출하는 데에 집중합니다. 하지만 여건이 허락되지 않을 때는 어떻게 해서든지 환경호르몬이 몸 구석구석으로 퍼지는 것을 막아야 합니다. 그래서 혈관을 수축시킬 수밖에 없는데, 그 결과로 온몸이 결리는 것입니다.

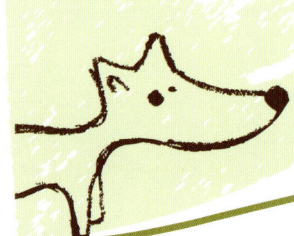

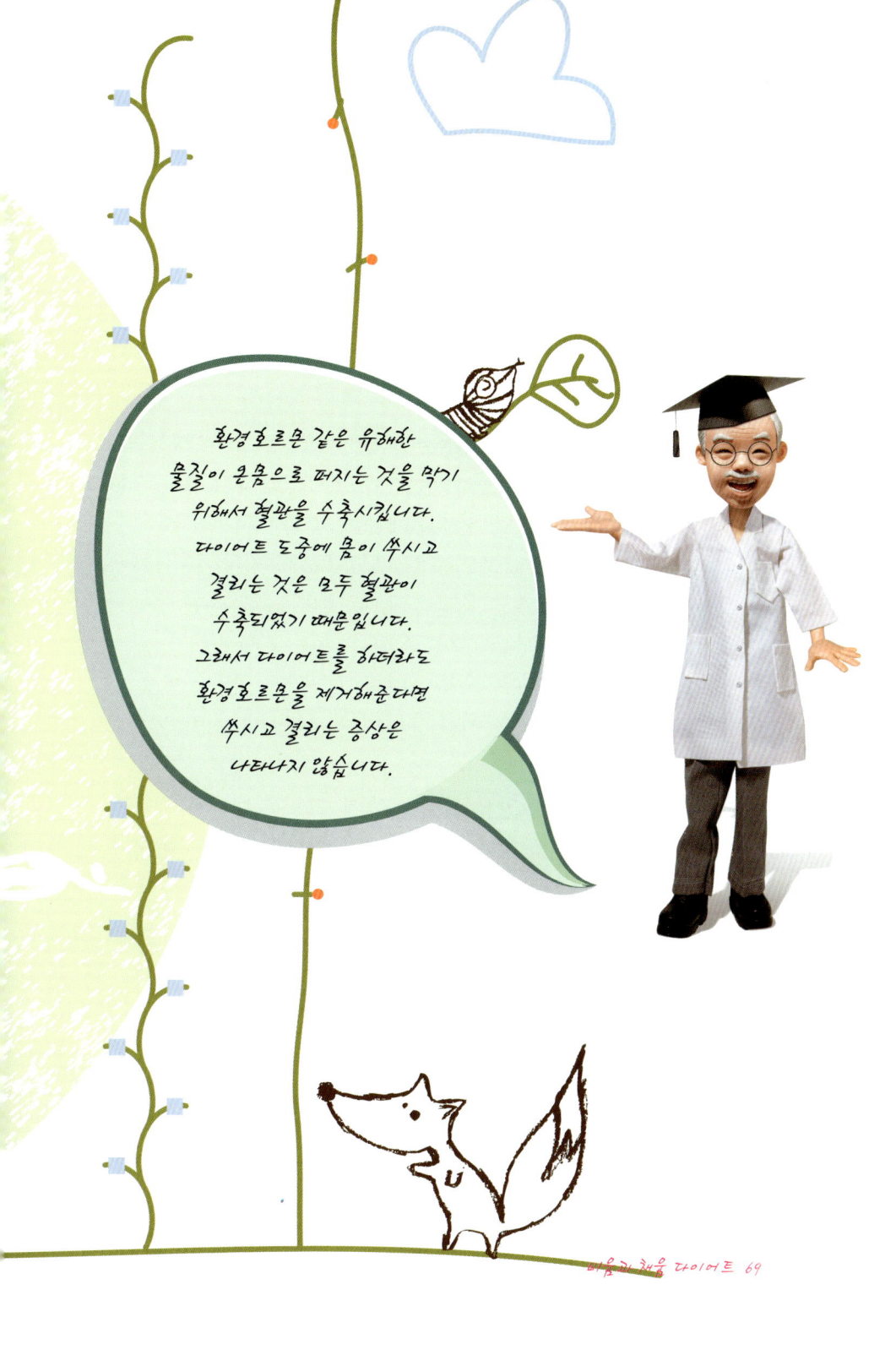

손발이 차가워지는 이유

　다이어트를 하는 도중에 손발이 차가워지는 경우도 있고, 다이어트를 마친 이후에 차가워지는 경우도 있습니다.
　다이어트 도중에 손발이 차가워지는 것은 온몸이 결리는 것과 원인이 같습니다. 지방이 연소되는 과정에서 발생한 환경호르몬의 확산을 방지하기 위해 우리 몸이 혈관을 수축시켰기 때문입니다.
　그런데 다이어트를 모두 마친 후에 손발이 차가워지는 것에는 한 가지 이유가 더 있습니다. 그것은 기초대사량이 급격히 줄어들었기 때문입니다.
　대부분의 다이어트는 식사량을 제한합니다. 특히 몸이 사용하는 에너지의 핵심 역할을 하는 탄수화물의 공급을 급격하게 줄입니다. 그런데 탄수화물의 섭취를 줄이면 기초대사량도 줄어들 수밖에 없습니다.
　기초대사량이 줄어들면 손발이 차가워지는 것은 당연한 결과입니다. 기초대사량이 높은 아이들과 기초대사량이 낮은 할머니를 비교하면 이해하기 쉽습니다.

독자 여러분!

대부분의 다이어트에서 기초대사량을 높여야 한다고 주장합니다. 그렇지 않으면 살이 잘 빠지지 않을뿐더러 요요현상이 쉽게 찾아오기 때문이죠. 그런데 식사량을 줄이는 다이어트, 특히 탄수화물을 줄이고 단백질을 늘리는 다이어트를 하면 기초대사량이 높아지지 않습니다.

자동차에 휘발유를 넣지 않으면서 빨리 달리기를 바라는 것은 아니겠지요? 탄수화물은 우리 몸에 없어서는 안 될 중요한 고급 연료입니다. 백미나 밀가루처럼 정제된 탄수화물이 문제이지 탄수화물 그 자체는 신진대사에 없어서는 안 될 중요한 영양소입니다.

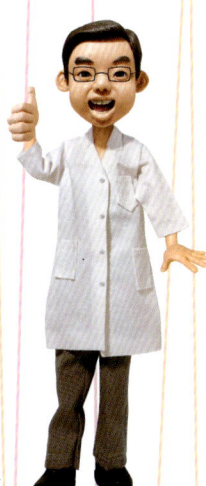

> 환경호르몬이 직접적으로 기초대사량을 떨어뜨립니다. 따라서 어떤 다이어트를 하든지 환경호르몬을 처리하지 못한다면 기초대사량을 끌어올리는 것은 거의 불가능합니다. 황제다이어트, 닭가슴살 다이어트처럼 단백질만 강조하는 다이어트는 결국 실패하고 맙니다. 왜냐하면 우리가 현재 먹는 닭고기와 쇠고기에는 이미 환경호르몬이 가득하기 때문이죠.

탈모가 되는 이유

　탈모와 머리카락이 가늘어지는 증상은 다이어트를 하는 사람의 최대 고민거리입니다. 잘못된 다이어트를 반복했거나 다이어트 기간이 길어질수록 탈모의 가능성이 높아집니다.

　그 이유는 환경호르몬의 공격을 장기간 받았기 때문입니다. 보통 탈모와 연관이 있는 호르몬은 남성호르몬(안드로겐)인데, 이 호르몬의 양이 많아질수록 탈모가 심해집니다. 그런데 다이어트 과정에서 발생하는 환경호르몬이 남성호르몬의 양을 증가시키는 결과를 가져온다면? 그렇습니다. 머리카락이 가늘어지고 탈모가 진행됩니다.

　환경호르몬은 정상적인 호르몬의 기능을 모방하는 특징이 있는데, 탈모의 경우 환경호르몬이 남성호르몬의 기능을 모방한 결과입니다. 즉, 남성호르몬의 수치는 정상인데, 다이어트 과정에서 발생한 환경호르몬이 남성호르몬의 역할을 한 것입니다.

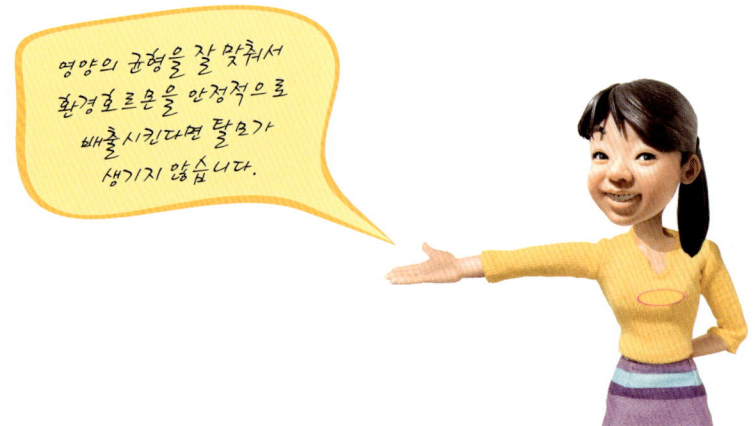

비채소식

　　병원을 찾는 탈모 환자의 절반이 20·30대인 것으로 조사됐다. 국민건강보험공단 건강보험정책연구원은 27일 건강보험 진료비 지급 자료를 분석한 결과 2009년 탈모로 진료를 받은 국내 환자(18만1,707명) 중 20·30대의 비중이 전체의 48.4%를 차지했다고 밝혔다.

　　젊은 층의 탈모는 스트레스와 함께 **서구화된 식습관**의 영향이 크다고 전문가들은 말한다. 대한모발학회 민복기 이사(피부과 전문의)는 "육류와 패스트푸드를 많이 먹게 되면서 사춘기가 빨리 오고, 성호르몬의 분비 시기도 빨라져 40·50대에 주로 발병하던 남성형 탈모가 20·30대에서도 흔히 나타나고 있다"고 말했다. 여성의 경우 과도한 다이어트도 탈모의 원인이 된다.

　　　　　　　　　　　　　　　　　　　　　-조선일보 2011년 3월 28일

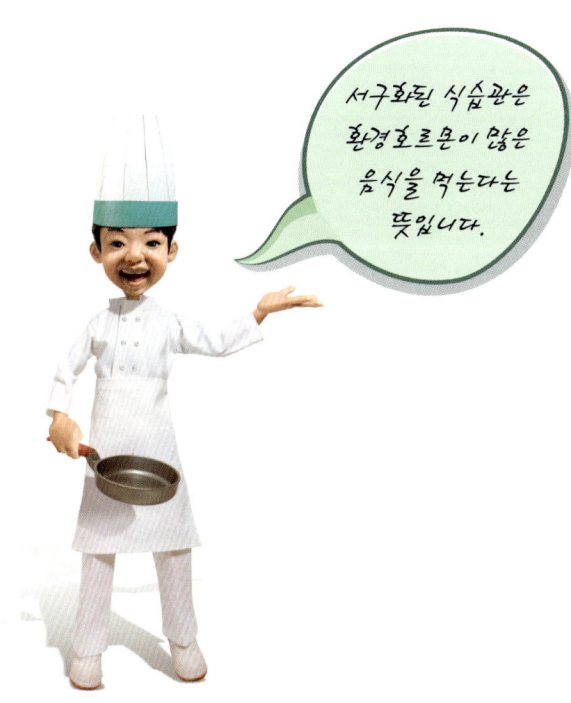

서구화된 식습관은 환경호르몬이 많은 음식을 먹는다는 뜻입니다.

소화장애가 생기는 이유

'활성산소' 또는 '유해산소'라는 말을 들어보셨습니까? 활성산소는 우리가 폐를 통해 흡입한 산소가 몸 안에서 에너지를 만들고 물로 환원되는 과정에서 생기는 수천 배 산화력이 높은 '산소찌꺼기'입니다.

그런데 이러한 산소찌꺼기가 우리 몸의 각종 세포를 공격하고 결국에는 세포와 조직, 기관에 손상을 일으켜 각종 병이나 암, 노화현상을 일으킵니다. 그래서 별명이 유해산소입니다.

하지만 너무 겁먹을 필요는 없습니다. 유해산소를 잡아 없애는 물질도 있으니까요. 바로 요즘 유행하고 있는 '항산화물질'입니다. 과일이나 야채에 많이 들어 있는 항산화물질은 유해산소가 몸을 공격하는 것을 막아줍니다.

본론으로 들어가겠습니다. 다이어트 부작용으로 소화장애가 발생하는 경우가 종종 있습니다. 그 이유는 유해산소가 위장의 표피세포를 자극하여 염증이나 궤양을 만들기 때문입니다.

그렇다면 왜 다이어트 기간에 유해산소가 많이 만들어질까요? 첫 번째 이유는 지방이 연소되면서 방출되는 환경호르몬이 유해산소의 생성을 증가시키기 때문입니다. 두 번째 이유는 다이어트를 하면서 식사량을 줄였기 때문에, 특히 항산화물질이 함유된 음식을 너무 적게 먹었기 때문입니다.

비채소식

여성이 남성보다 위염에 많이 걸려

음주와 흡연을 많이 하는 남성들이 위염에 더 많이 걸릴 것 같지만, 통계에 따르면 위염 환자의 비율을 보면 남성보다 여성의 비율이 더 높다. 특히 20대에는 여성 환자 비율이 남성보다 2배 이상 높다.

20대 여성 환자 비율이 이렇게 높은 이유는 무리한 다이어트 때문이라고 전문가들은 말한다. 단식으로 인한 스트레스, 갑작스러운 폭식 등이 위장의 기능을 깨뜨리기 때문에 위염이 생길 가능성이 높아진다는 것이다.

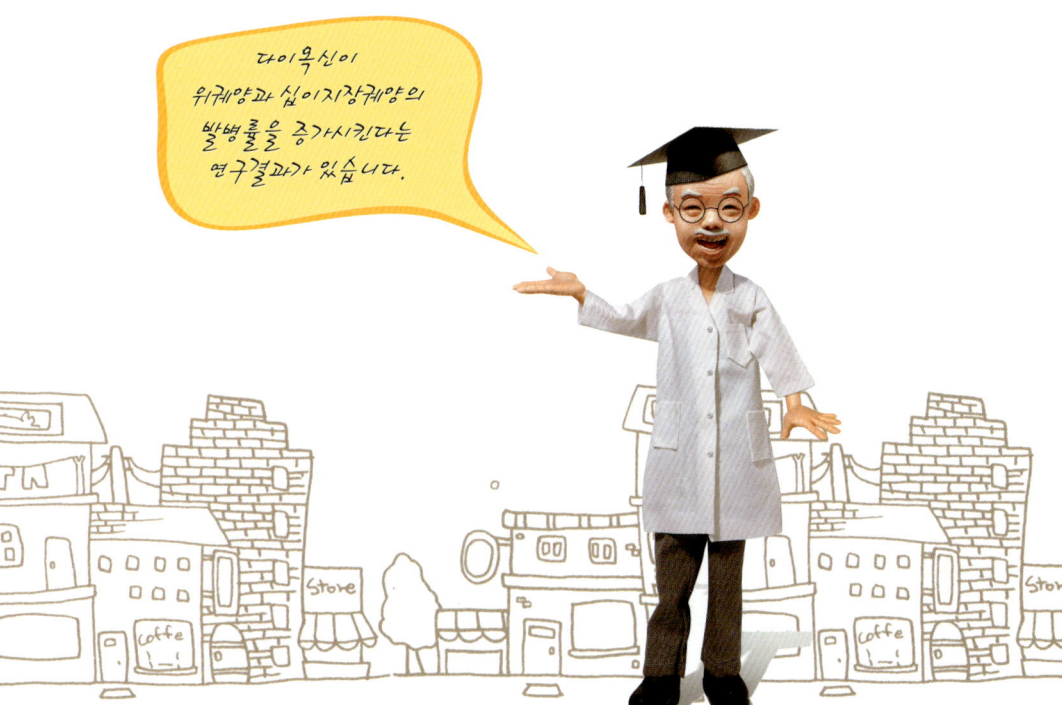

다이옥신이 위궤양과 십이지장궤양의 발병률을 증가시킨다는 연구결과가 있습니다.

골다공증이 생기는 이유

다이어트 부작용으로 가장 흔한 것 중에 하나가 골다공증입니다. 그런데 골다공증의 증상이 눈에 보이지 않기 때문에 모르고 넘어가는 경우가 많지요. 골다공증이 있다고 해서 통증이나 염증이 생기는 것도 아니고 열이 나는 것도 아닙니다.

그런데 증상을 드러내지 않고 찾아오는 병이 더 무섭다지요. 골다공증이 그렇습니다. 모르고 있다가 넘어지거나 물리적인 충격을 받았을 때 뼈가 쉽게 부러질 뿐 아니라 잘 붙지도 않습니다.

그렇다면 왜 다이어트 부작용으로 골다공증이 생기는 것일까요? 핵심은 몸의 산성화입니다. 잘못된 다이어트로 인해 영양소의 균형이 깨졌을 때 우리 몸은 산성으로 기울게 되는데, 몸은 산성으로 기우는 것을 그냥 보고만 있지 않습니다. 뼈에 있는 칼슘을 녹여서 몸을 알칼리로 만듭니다. 그 결과 골다공증이 생기는 것입니다.

몸이 산성으로 기우는 데에는 환경호르몬도 한 몫을 합니다. 지방이 연소되면서 방출되는 환경호르몬의 공격을 막는 과정에서 소중한 비타민과 미네랄, 효소가 소모되는데, 이러한 영양소는 몸의 산성화를 막는 역할도 합니다.

따라서 몸속에 환경호르몬이 많았던 사람(비만한 사람일수록 많음)은 그 만큼 몸이 산성으로 기울 가능성이 높고 칼슘의 소모량도 높을 수밖에 없습니다.

따라서 골다공증을 비롯하여 다이어트 부작용을 예방하기 위해서는 몸에 필요한 영양소를 충분하게 공급해야 하며, 특히 환경호르몬을 확실하게 제거해 주는 것이 중요합니다.

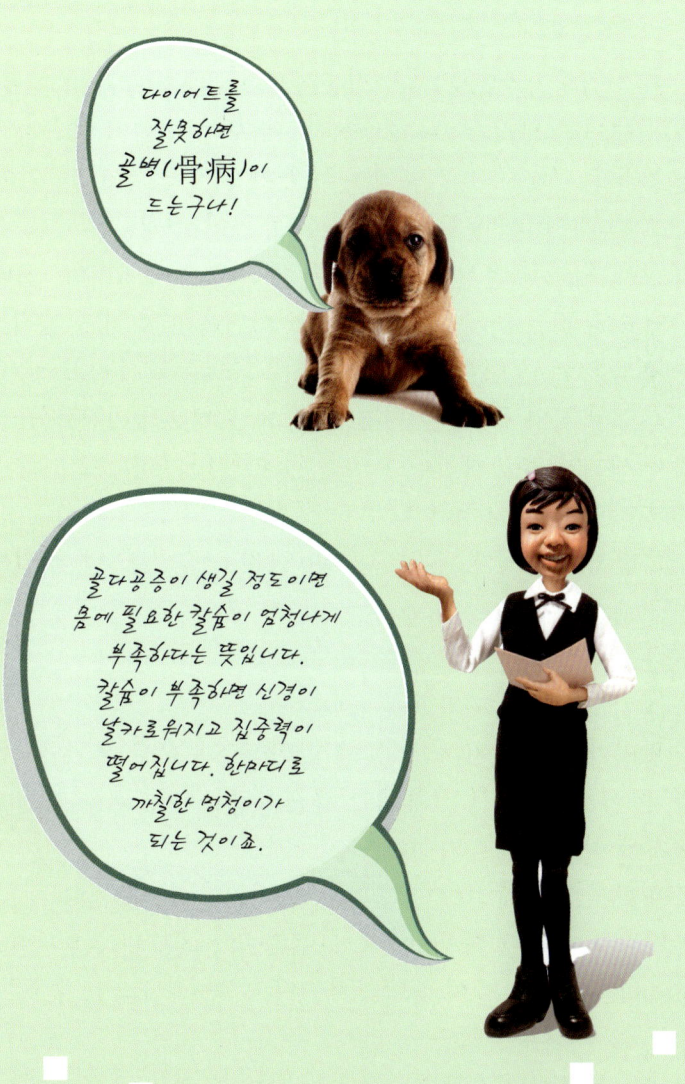

다이어트를 잘못하면 골병(骨病)이 드는구나!

골다공증이 생길 정도이면 몸에 필요한 칼슘이 엄청나게 부족하다는 뜻입니다. 칼슘이 부족하면 신경이 날카로워지고 집중력이 떨어집니다. 한마디로 까칠한 멍청이가 되는 것이죠.

생리불순이 나타나는 이유

　월경(月經)은 호르몬에 의해 조절됩니다. 따라서 호르몬의 균형이 깨지면 생리가 고르지 않고 심하면 생리가 중단되는 경우도 있습니다.

　그렇다면 어떤 상황에서 호르몬의 균형이 깨지는 것일까요? 먼저, 스트레스를 받았을 때 호르몬의 균형이 깨집니다. 젊은 여성이라도 강한 스트레스에 시달리게 되면 생리가 매우 불규칙해집니다.

　소모성 질병에 걸리거나 과로를 했을 때도 호르몬의 균형이 깨져서 생리가 불순해집니다. 또한 영양상태가 불량해도 호르몬의 균형은 깨질 수 있습니다.

　그렇지만 우리가 가장 주목해야 하는 것은 환경호르몬입니다. 연구에 의하면 몸속에 환경호르몬이 많을수록 자궁과 관련된 질환이 많이 발생한다고 합니다. 환경호르몬이 여성호르몬의 기능을 심각하게 방해하기 때문입니다.

　생리가 불순해지는 것은 환경호르몬에 의한 초기증상이라고 할 수 있습니다. 더 진행되면 자궁내막증이나 자궁근종 같은 기질적인 변화를 일으킵니다.

　생리불순이 다이어트 부작용으로 나타나는 이유는 다이어트 과정에서 다량의 환경호르몬에 노출되기 때문입니다.

> 텔레비전을 보니까 생리통도 환경호르몬 때문에 발생한다고 하던데...

비채소식

중증의 생리통을 가진 세 명의 여학생에게 환경호르몬 차단 실험을 했다. 3개월 예정이던 실험이었지만 불과 한 달 뒤에 깜짝 놀랄 만한 결과가 나왔다. 세 명 모두 생리통이 감쪽같이 사라졌기 때문이다. 환경호르몬을 차단하는 것만으로도 극심한 고통을 주던 생리통이 완치될 수 있음이 증명된 것이다.
　　　　　　　　　　　-SBS 환경의 역습

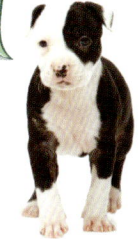

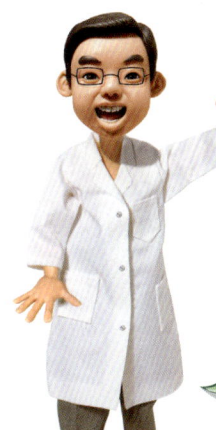

> 다이어트를 한 후부터 생리가 나오지 않아요! 박사님 이것도 환경호르몬 때문인가요?

> 무리한 다이어트로 인한 영양의 불균형과 환경호르몬 때문에 생리가 중단되는 경우가 많습니다.

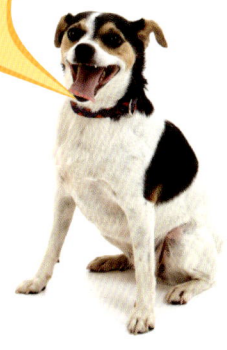

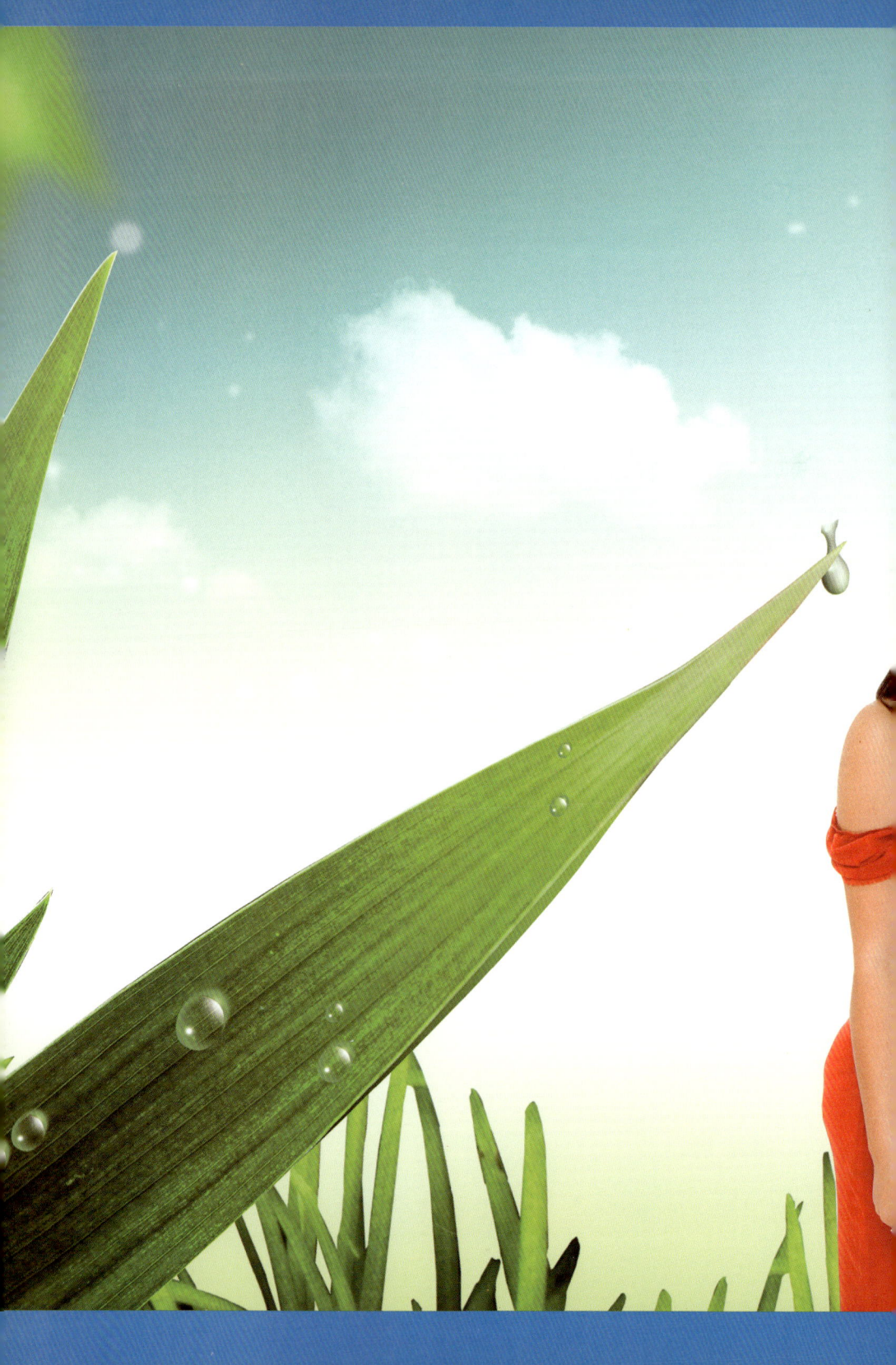

Chapter 4

묻지마
다이어트 파헤치기

하면 된다? 인생은 해병대가 아니다!
알고 덤벼야 **실패**하지 **않는다!**

닭 가슴살 다이어트

2010년 SBS스페셜에서 '잃어버린 풀의 기억'이라는 제목의 방송을 했습니다. 요점은 풀을 먹인 가축과 사료를 먹인 가축의 고기에 매우 큰 차이가 있다는 것이었습니다. 그 차이점은 바로 오메가-6 지방산과 오메가-3 지방산의 비율이었습니다. 가장 이상적인 비율은 '1:1'이라고 하는데, 사료를 먹인 소의 고기는 그 비율이 매우 높다는 것이죠.

정말로 오메가-6 지방산과 오메가-3 지방산의 비율이 문제가 될까요?

비채소식

프랑스 니스대학의 제라르 아이요 박사는 미국에서 발행되는 '지질연구 저널'에 발표한 연구논문에서 오메가-3 지방산보다 오메가-6 지방산을 과다하게 섭취하면 과체중이나 비만에 걸릴 수 있으며, 이는 자식에게도 영향을 미친다고 밝혔다.

연구진은 "쥐들을 대상으로 4대에 걸쳐 오메가-3 지방산보다 오메가-6 지방산이 과다하게 든 먹이를 준 결과 후대로 갈수록 살찐 새끼들이 태어났을 뿐 아니라 성인 당뇨병의 전단계인 인슐린 저항이 나타났다"고 주장했다.

그럼 닭고기도 마찬가지인가요?

그렇습니다. 사료를 먹고 자란 닭에는 오메가-6 지방산이 더 많습니다. 우리가 먹는 닭고기는 100% 사료를 먹인 닭에서 얻은 것입니다. 따라서 오메가-6 지방산의 비율이 매우 높을 수밖에 없습니다. 오메가-6 지방산을 많이 섭취하면 가축이나 사람이나 관계없이 살이 찝니다.

> 오메가-3 지방산은 신진대사를 활성화시키고 포만감을 느끼게 합니다. 호두나 들깨에는 양질의 오메가-3 지방산이 들어 있습니다. 다이어트에 성공하려면 좋은 지방을 많이 드세요.

황제다이어트

2006년 미국산 쇠고기에서 뼈조각이 발견된 사건이 있었습니다. 광우병 때문에 민감해진 우리나라 검역당국에서 미국산 쇠고기에 대한 정밀조사를 하게 됩니다. 그런데 그 과정에서 예상하지 못했던 문제가 발생합니다. 바로 다이옥신이었습니다.

비채소식

농림부는 미국산 쇠고기 3차 수입물량에서 발암물질인 다이옥신이 검출됐으나 전면 수입중단 조치는 취하지 않을 것이라고 22일 밝혔다.

농림부 축산국장은 "다이옥신이 허용 기준치를 초과했다고 해서 전면 수입중단 조치를 취할 수는 없다"며 "미국측에 다이옥신 검출 원인을 밝히도록 요구했다"고 말했다.

-머니투데이 2006년 12월 22일

다이옥신은 지방에 녹는 환경호르몬입니다. 그래서 마블링이 좋은 쇠고기에 더 많이 녹아 있습니다. 비싼 돈을 주고 환경호르몬을 사먹는 셈이죠. 그런데 이런 쇠고기로 다이어트를 한다?

쇠고기를 주로 먹는 황제다이어트는 여러분을 요요현상과 질병의 황제로 만들어줍니다. 현재 우리가 섭취하는 쇠고기에는 다이옥신 이외의 환경호르몬도 녹아 있고, 닭가슴살처럼 오메가-6 지방산의 비율도 매우 높습니다.

비채소식

황제다이어트 동맥경화 위험 증가시켜

황제다이어트를 하면 전체적인 식단의 균형이 깨지고 특히 과도하게 고기를 먹음으로써 콜레스테롤이나 포화지방산을 많이 섭취하게 되어 고지혈증, 관상동맥경화증 등의 위험이 증가하게 된다.

최근 미국국립과학원회보(PNAS)에 실린 연구결과에서도 황제 다이어트의 위험성을 알 수 있다. 저탄수화물, 고지방 다이어트는 혈관 내 플라그를 형성하고, 심장발작과 중풍의 원인이 될 수 있는 동맥경화증의 위험을 증가시키며 새로운 혈관의 생성 능력도 감소시킨다는 내용이다.

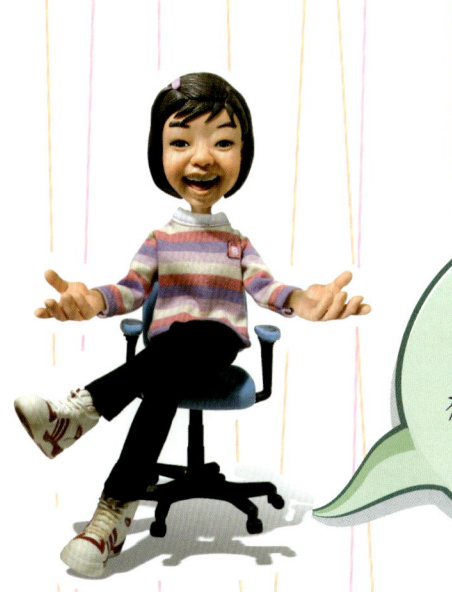

유행으로 끝나는 다이어트는 대부분 건강을 생각하지 않고 단기간에 살을 빼는 데에 집중합니다. 나중에 벌어질 요요현상은 안중에도 없지요.

굶는 다이어트

잘못된 다이어트는 종류를 불문하고 대부분 여기에 속합니다. 극단적으로 굶게 하는 것부터 시작해서 식사를 대체할 수 있는 어떤 것(?)을 주면서 교묘하게 칼로리를 줄이는 것까지 방법이 다를 뿐 추구하는 목표는 모두 굶겨서 살을 빼는 것입니다.

독자 여러분! 굶는 다이어트가 실패할 수밖에 없는 두 가지 이유가 있습니다. 첫째는 굶으면 살도 빠지지만 기초대사량이 급격하게 저하됩니다. 기초대사량이 낮아지면 나중에는 살을 빼는 것이 어려워진다는 것쯤은 여러분도 알 것입니다.

비채소식

칼로리 제한과 굶기 다이어트는 근육을 손실시킨다. 그리고 체중이 원 상태로 돌아오면 지방이 그만큼 늘어난다. 결국 이런 과정이 반복되면 신진대사(기초대사)가 느려진다. 지방은 칼로리 소모량이 근육보다 70배나 적다. 결국 지방을 많이 가지고 있는 사람은 체중증가를 막기 위해 다른 사람보다 훨씬 적은 칼로리를 섭취해야 한다. 적게 먹으면 살이 빠진다는 생각이 실제로는 상황을 더 악화시킨 셈이다.

- 신진대사를 알면 병없이 산다 中에서

실제로 필자를 찾아오는 대부분의 비만인은 기초대사량이 평균보다 낮았습니다. 기억하시기 바랍니다. 요요현상이 없는 다이어트는 기초대사량을 높이는 다이어트입니다. 비채 다이어트는 기초대사량을 저하시키지 않습니다.

굶는 다이어트가 실패할 수밖에 없는 두 번째 이유는 환경호르몬입니다. 굶으면 에너지를 얻기 위해 어쩔 수 없이 지방을 사용하게 되며, 그 과정에서 환경호르몬이 방출됩니다.

이렇게 방출된 환경호르몬은 간에서 해독과정을 거친 이후 담즙을 통해 대변으로 빠져나가거나 소변으로 나가야 합니다. 문제는 굶는 다이어트를 하면 간에서 해독하는 데 필요한 영양소가 부족해지기 때문에 해독 자체가 이루어지지 않는다는 것이죠.

해독과정을 거치지 못한 환경호르몬은 기초대사량을 저하시키는 원인으로 작용할 뿐 아니라, 피부에 염증을 일으키고 근육을 위축시켜 주름살을 만들고 탈모 등 각종 부작용을 불러옵니다.

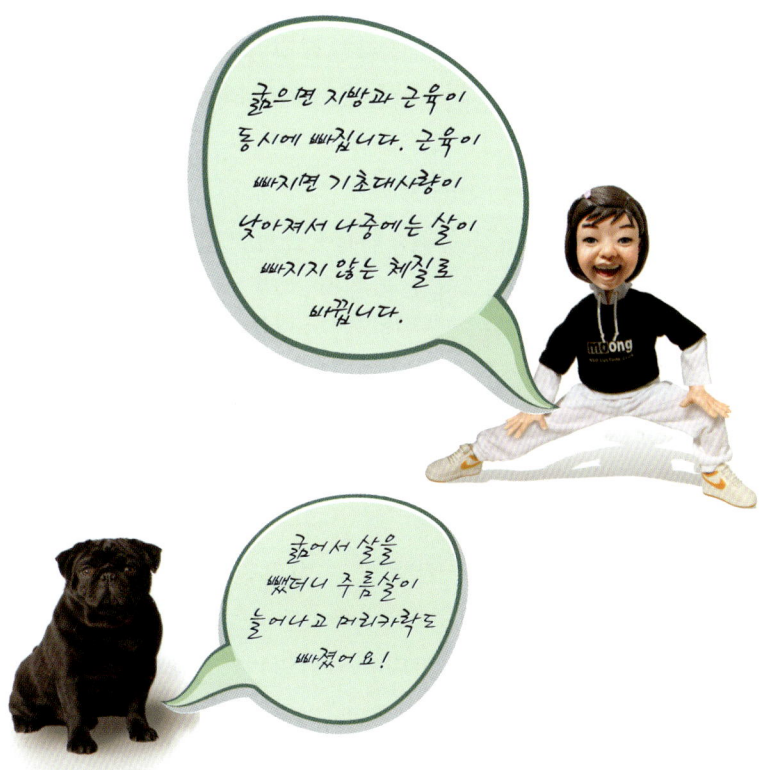

굶으면 지방과 근육이 동시에 빠집니다. 근육이 빠지면 기초대사량이 낮아져서 나중에는 살이 빠지지 않는 체질로 바뀝니다.

굶어서 살을 뺐더니 주름살이 늘어나고 머리카락도 빠졌어요!

효소 다이어트

　효소 다이어트는 닭가슴살 다이어트, 황제다이어트, 굶는 다이어트에 비해서 그나마 괜찮은 방법입니다.
　효소는 우리 몸속에서 이루어지는 모든 기능, 예를 들어 심장이 뛰고, 근육이 움직이고, 혈액이 이동하고, 음식물을 소화하고, 노폐물을 배설하는 데에 없어서는 안 될 중요한 영양소입니다.
　따라서 효소가 부족하면 몸의 기능이 저하되고 각종 질병에 걸릴 가능성이 높아집니다. 비만도 마찬가지입니다. 효소가 있어야 지방대사도 원활해지기 때문에 효소가 부족하면 살이 찔 가능성이 높습니다.
　그런데 현대인의 몸속에는 효소가 많이 부족합니다. 효소가 부족한 음식을 먹기 때문입니다. 게다가 스트레스를 많이 받고 과로를 하며 술이나 약을 장기간 복용하는 것 때문에 효소가 과다하게 소모됩니다.
　효소 다이어트는 굶으면서 효소를 공급하는 다이어트입니다. 효소 다이어트를 하면 위에서 설명한 것처럼 효소의 긍정적인 효과 때문에 살이 빠지는 것은 맞습니다. 특히 지방이 연소되면서 발생하는 환경호르몬을 해독할 수 있어 그나마 괜찮은 방법이라고 말하는 것입니다.
　그런데 효소 다이어트에도 부족한 부분이 있습니다. 첫째 대부분의 잘못된 다이어트가 그렇듯이 장기적으로 할 수 있느냐의 문제입니다. 여러분이 판단하시기 바랍니다.
　둘째 영양소의 불균형입니다. 우리 몸은 탄수화물, 단백질, 지방, 비타민, 미네랄, 파이토케미칼 등 영양소의 균형이 매우 중요합니다. 특정 영양소가 좋다고 해서 그것만으로 인체의 모든 기능, 특히 지방을 연소시키고 독소를 제거하는 기능이 좋아지는 것은 아닙니다.

　질 좋은 탄수화물이 있어야 지방이 연소됩니다. 질 좋은 단백질과 지방도 지방을 태우는 데에 필수적이죠. 비타민과 미네랄, 효소, 파이토케미칼은 미량이지만 서로의 균형이 맞을 때 힘을 발휘합니다.

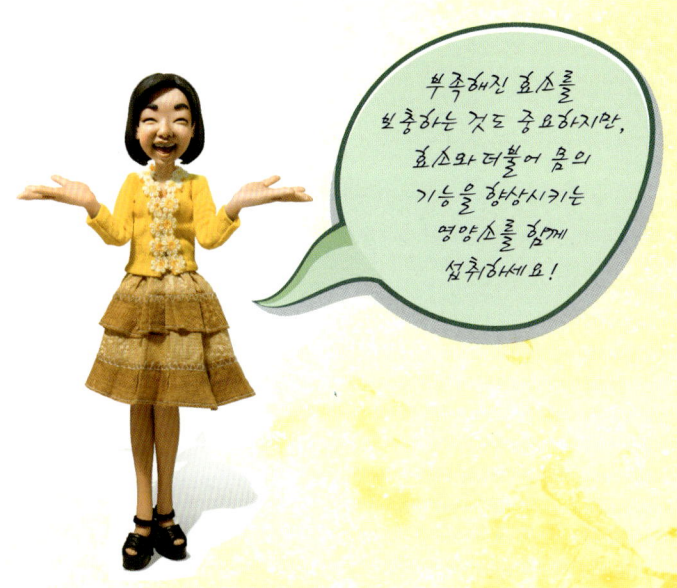

부족해진 효소를 보충하는 것도 중요하지만, 효소와 더불어 몸의 기능을 향상시키는 영양소를 함께 섭취하세요!

운동 다이어트

　다이어트의 정석으로 여겨지는 것이 식이요법과 운동입니다. 그 중에서 운동은 기초대사량을 높여주고 지방을 연소시키는 효과 때문에 다이어트를 할 때 없어서는 안 될 중요한 요소입니다.
　그런데 왜 '묻지마 다이어트 파헤치기'에 운동 다이어트가 포함된 것일까요? 그것은 무조건 운동만으로 비만을 해결하려는 생각을 바꿔주기 위함입니다.
　먼저, 단기간에 원하는 만큼의 체중을 감량하기 위해 운동을 너무 무리하게 하는 경향이 있습니다. 무리한 운동은 한마디로 과로입니다. 과유불급(過猶不及)이라는 말이 있듯이 무리한 운동은 운동을 하지 않는 것보다 못할 수 있습니다.
　운동을 많이 할수록 유해산소(활성산소)의 발생량이 증가합니다. 유해산소는 몸의 기능을 저하시킬 뿐 아니라 지방을 분해하는 능력도 떨어뜨립니다. 결국 무리한 운동으로 인한 다이어트 효과는 단기간에 나타날 뿐입니다.
　둘째, 역시 환경호르몬의 문제입니다. 비만한 사람들의 체지방에는 환경호르몬이 많이 녹아 있습니다. 그런데 운동을 통해서 지방이 연소되면 분명 환경호르몬이 혈관으로 다량 방출됩니다.
　이 환경호르몬은 우리 몸의 해독기관을 통해 몸 밖으로 빠져나가야 하는데, 실상은 그렇지 않다는 것이죠. 그 이유는 운동을 하면서 해독에 필요한 영양소를 섭취하지 않기 때문입니다. 결국 잠시 살이 빠졌다가 운동을 멈추면 바로 요요현상이 나타납니다. 뿐만 아니라 피부가 상하거나 몸 여기저기에서 아픈 증상이 나타나기도 합니다.

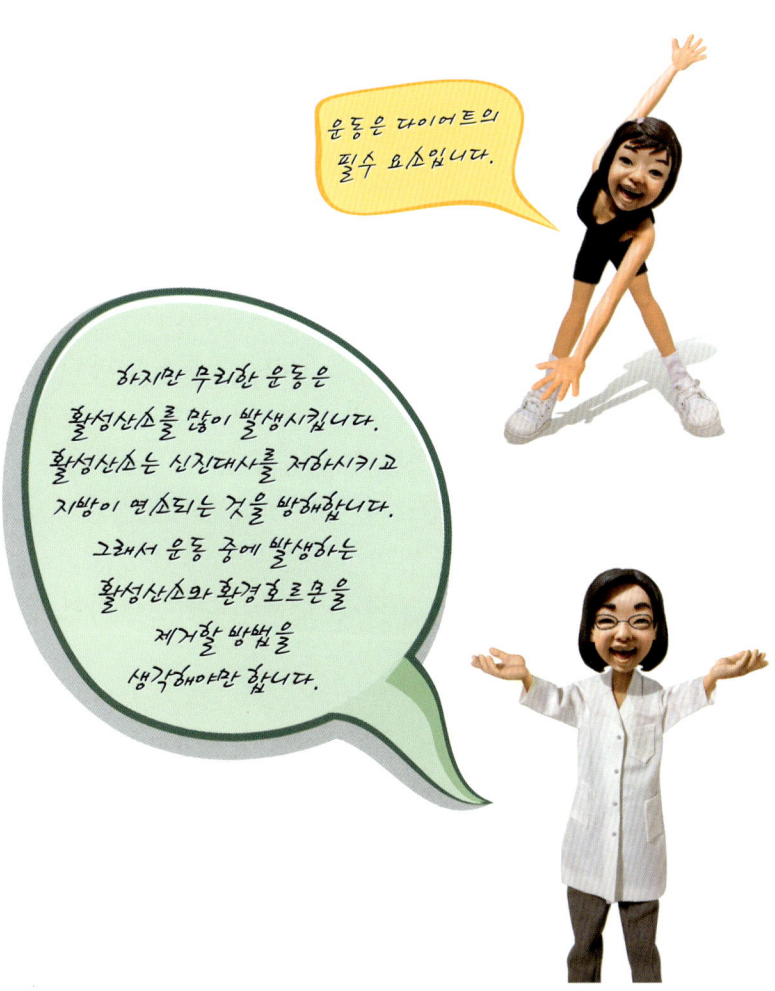

운동은 다이어트의 필수 요소입니다.

하지만 무리한 운동은 활성산소를 많이 발생시킵니다. 활성산소는 신진대사를 저하시키고 지방이 연소되는 것을 방해합니다. 그래서 운동 중에 발생하는 활성산소와 환경호르몬을 제거할 방법을 생각해야만 합니다.

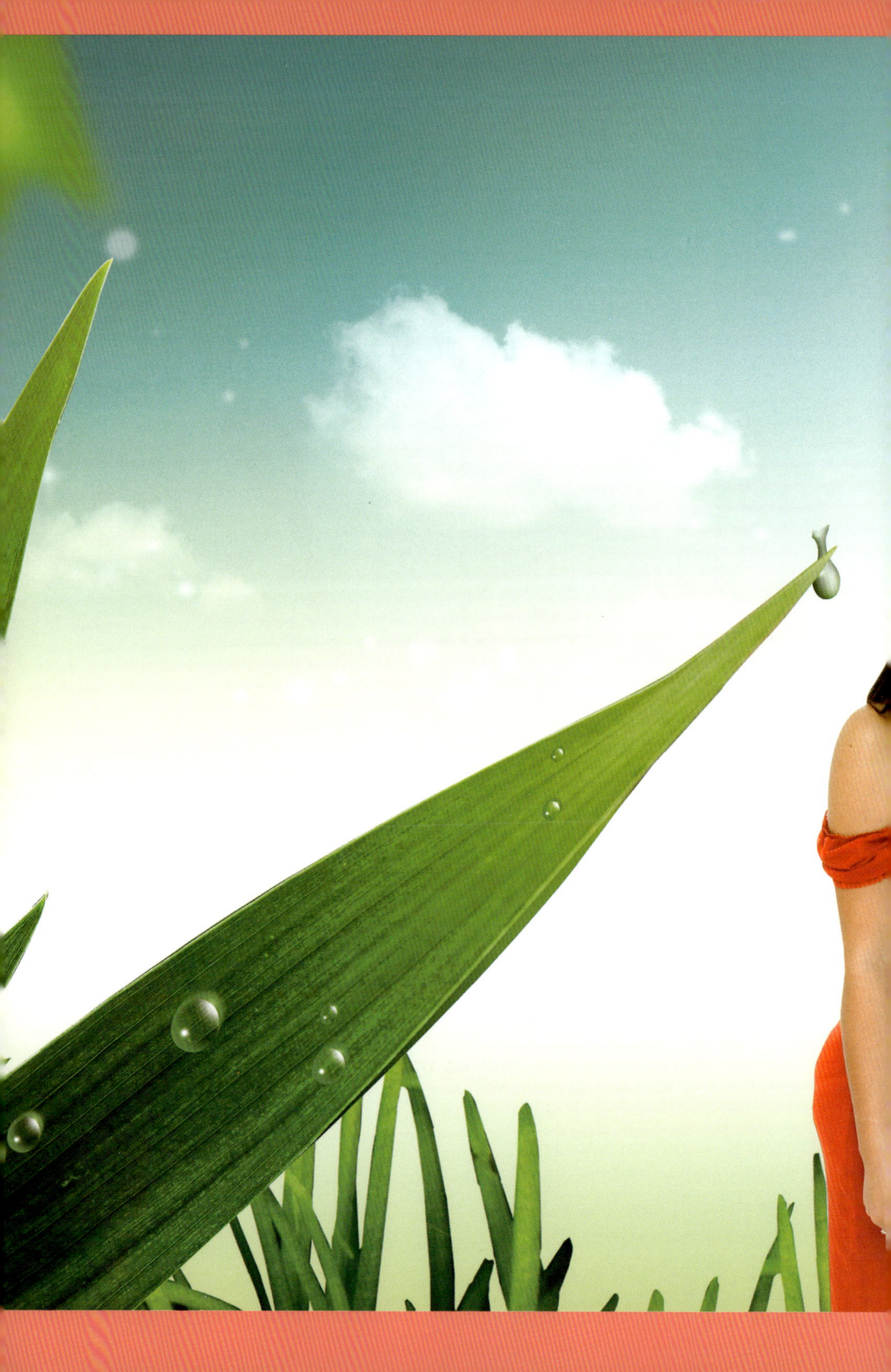

Chapter 5

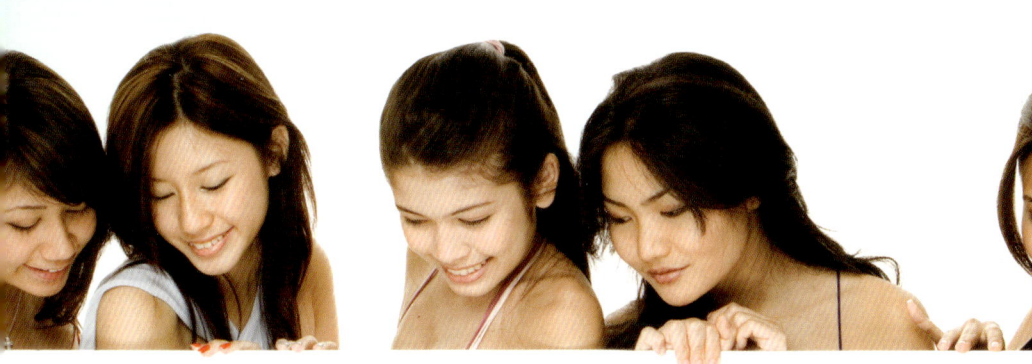

비움과 채움 다이어트

일석이조!
도랑 치고 가재 잡고!
살도 빼고 **피부**도 고와지고!

비채 다이어트!

지방을 불리는 독소를 비워라

　1장부터 4장까지 읽어보았다면 앞으로 어떤 식으로 다이어트를 해야 성공하는지 짐작할 수 있을 것입니다.
　목수가 나무를 깎을 때, 석공이 돌을 다듬을 때는 먼저 나무와 돌의 성격을 파악해야 합니다. 연한 것을 다룰 때와 딱딱한 것을 다룰 때 각기 다른 연장이 필요하기 때문이죠.
　생명이 없는 나무와 돌을 깎을 때도 이러한데 생명을 가지고 있는 인체에서 지방을 분해할 때 몸에서 일어나는 현상을 모른다는 것이 말이 될까요? 그리고 무작정 아무 연장이나 사용해도 될까요?
　연장을 잘못 사용하여 돌이 깨져 나가고 나무가 부러지면 새로운 돌과 나무를 찾아서 쓰면 됩니다. 하지만 우리의 소중한 몸은 그렇지 않습니다. 잘못된 다이어트로 인한 부작용은 우리가 생각하는 것보다 오랫동안 지속될 수 있습니다.
　비채 다이어트는 억지로 지방을 연소시키지 않습니다. 지방에 녹아 있는 독소, 특히 환경호르몬을 제거하는 데에 중점을 둡니다.

　　우리 몸에 있는 지방은 고정되어 있지 않습니다. 전체 지방의 5%정도는 매일 분해가 되고, 분해된 만큼 새로운 지방이 만들어집니다. 5%의 지방이 분해되면 그 안에 있던 환경호르몬이 방출될 수밖에 없는데, 이렇게 방출된 환경호르몬만 제거하더라도 5%의 지방이 감소되는 결과를 얻을 수 있습니다.
　　비채 다이어트의 기간이 오래 걸릴 것이라는 생각은 잘못된 것입니다.

비채 다이어트!

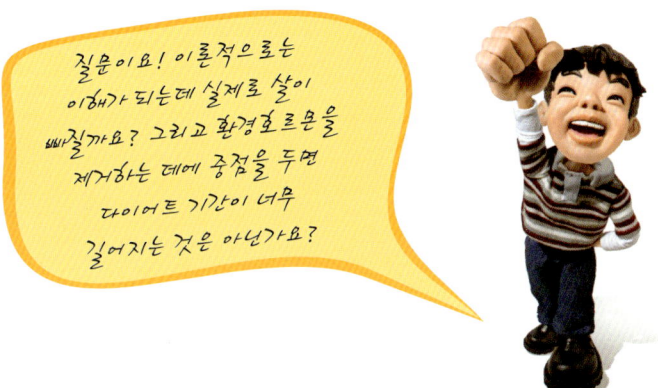

질문이요! 이론적으로는 이해가 되는데 실제로 살이 빠질까요? 그리고 환경호르몬을 제거하는 데에 중점을 두면 다이어트 기간이 너무 길어지는 것은 아닌가요?

    물론 살이 빠집니다. 여러분이 생각하는 것보다 많이 빠집니다. 환경호르몬이 배출되면 몸에 지방이 많이 있을 필요가 없어지기 때문입니다.
    급할수록 돌아가라는 속담이 있듯이 비채 다이어트는 결국 가장 빠른 길입니다. 잘못된 다이어트를 해서 요요현상이 반복되는 것에 비하면 절대 기간이 오래 걸리는 다이어트가 아닙니다.

비채 다이어트!

독소를 제거하는 영양소로 채워라

　우리 몸속에 있는 지방의 5%정도는 매일 분해가 되고, 분해된 만큼 새로운 지방이 만들어진다는 것에 주목해야 합니다. 우리가 힘들여 운동을 하지 않아도, 극기를 다하여 단식을 하지 않더라도 전체 지방의 5%는 매일 연소됩니다.

　다이어트에 성공하려면 5%의 지방이 연소될 때 방출되는 환경호르몬을 제거할 영양소가 필요합니다. 특히 간에서 환경호르몬을 해독하는 데에 필요한 물질을 공급해야 합니다. 또한 이러한 영양소는 자연에서 얻어야 하며, 가급적 유기농 원료를 사용해야 합니다.

　또한 독소를 몸 밖으로 완전히 배출하기 위해 장을 청소하는 것도 중요합니다. 환경호르몬을 간에서 해독한다고 해도 그 부산물이 장을 통해 배출되지 않으면 다시 몸속으로 흡수되기 때문입니다.

　신선한 물을 마시는 것도 중요합니다. 간에서 대사된 독소는 장을 통해 빠져나가는 것도 있지만 신장을 거치는 것도 있습니다. 따라서 물을 적당량 마시지 않으면 독소가 빠져나가지 못하고 몸에 남아 세포를 파괴하고 지방을 증가시킵니다.

비채 다이어트!

성공적으로 체중을 줄이는 비결은 체내의 독성 노폐물을 제거하는 것이다. 독성 노폐물을 제거하지 않고는 절대 날씬한 몸으로 돌아갈 수 없다.
―하비 다이아몬드(다이어트 불면의 법칙 저자)

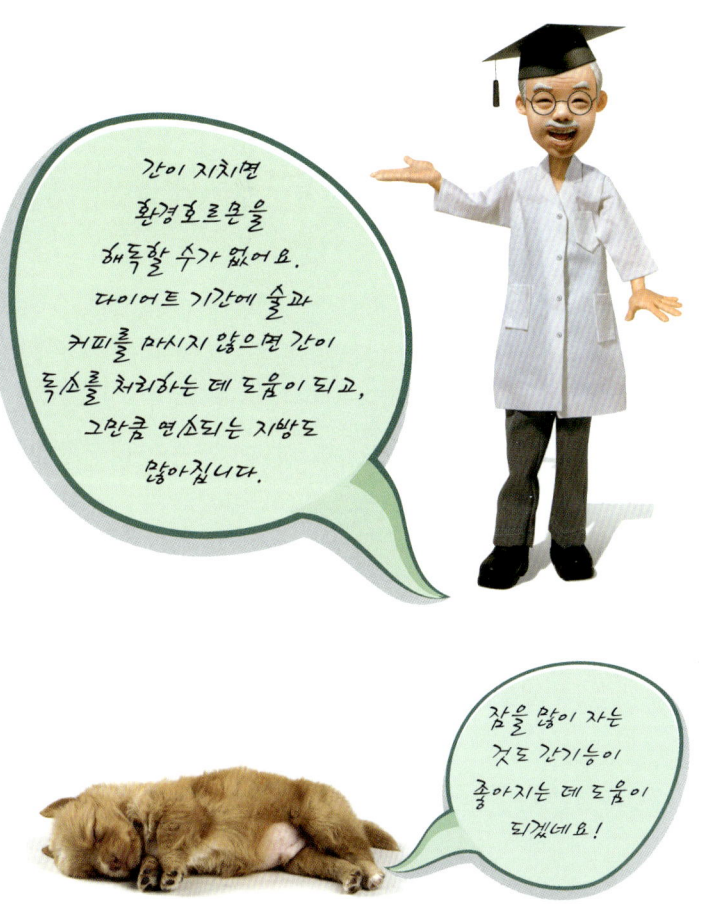

간이 지치면 환경호르몬을 해독할 수가 없어요. 다이어트 기간에 술과 커피를 마시지 않으면 간이 독소를 처리하는 데 도움이 되고, 그만큼 연소되는 지방도 많아집니다.

잠을 많이 자는 것도 간기능이 좋아지는 데 도움이 되겠네요!

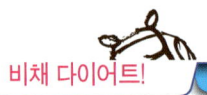 비채 다이어트!

절대 부작용이 없다

다이어트의 부작용을 어쩔 수 없이 나타나는 현상쯤으로 생각하는 사람들이 있습니다. 하나를 얻기 위해서는 하나쯤은 버릴 수 있다는 식이죠. 자칫하면 생명을 위협할 수 있는 지방흡입술도 마다하지 않습니다. 하물며 피부 조금 나빠지는 것, 머리카락 조금 빠지는 것쯤이야 두말할 것도 없습니다.

하지만 다이어트 부작용은 그렇게 쉽게 생각할 문제가 아닙니다. 다이어트 부작용은 내 몸이 죽어가고 있다는 증거입니다. 어떤 부작용은 평생 되돌릴 수 없는 것도 있습니다. 거식증과 우울증으로 자살을 택하는 사람도 있습니다. 상술을 이용한 잘못된 다이어트는 여러분을 평생 불행한 사람으로 만들지도 모릅니다.

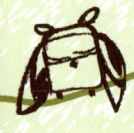

살이 잘 빠지지 않는다면 왜 그런가를 생각해 보아야 합니다. 도서관에서 열심히 자리를 지킨다고 공부를 잘 하는 것이 아닙니다. 공부하는 방법을 터득하면 짧은 시간에 많은 것을 익힐 수 있습니다.

다이어트도 마찬가지입니다. 의지만 가지고 열심히 한다고 결과가 좋게 나오지는 않습니다. 방법을 알아야 합니다. 특히 환경호르몬을 제거하는 방법을 알아야 합니다.

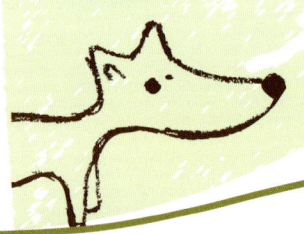

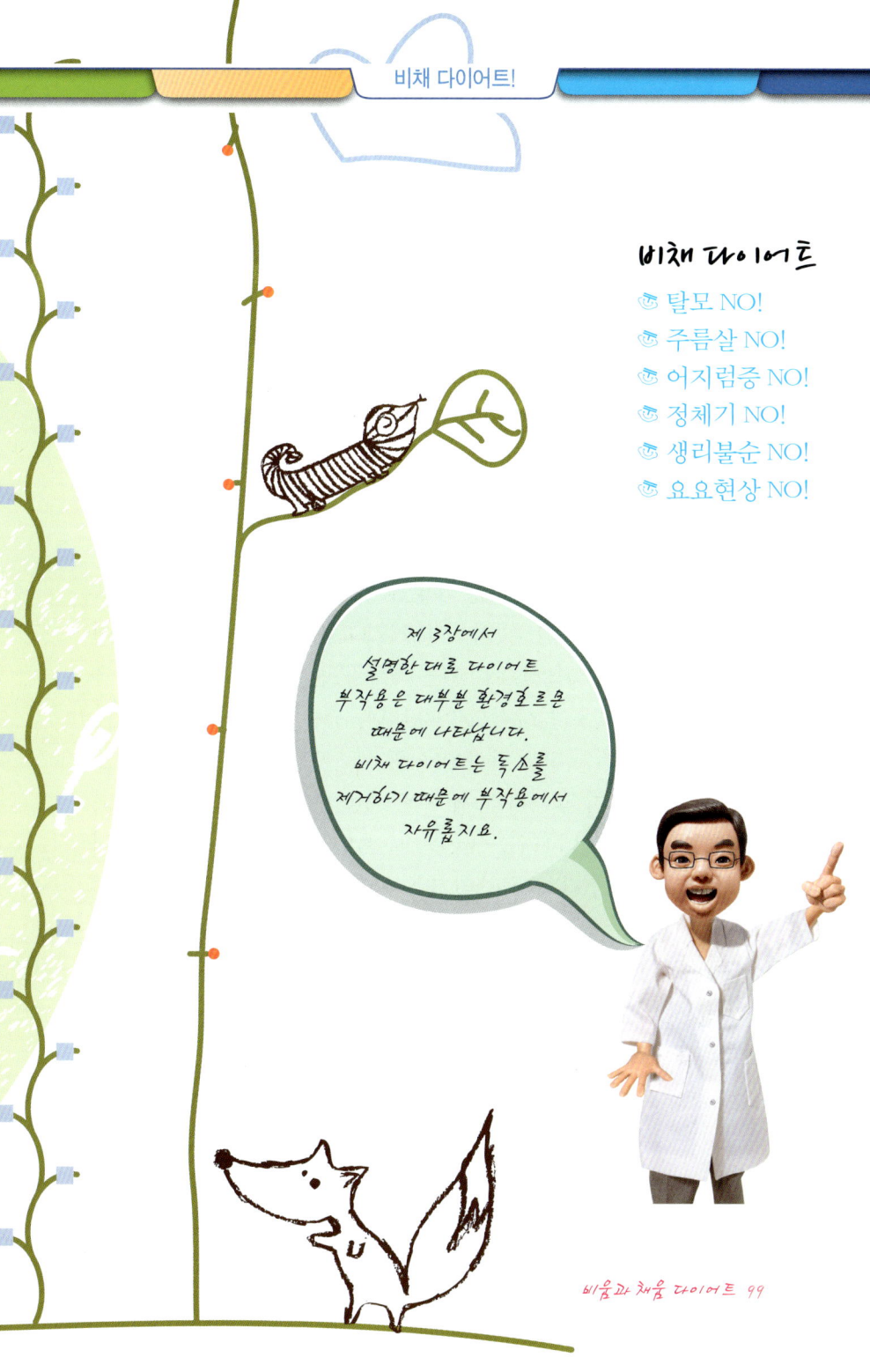

비채 다이어트!

호랑이를 때려잡는 활력이 생긴다

다이어트를 시작하면 보통은 식사량을 줄이고 운동을 열심히 합니다. 그런데 이렇게 하루 이틀이 지나면 몸에 기운이 없어지고 얼굴은 아픈 사람처럼 변합니다.

칼로리를 줄이면 살이 빠지는 것은 당연합니다. 그런데 살이 빠지는 만큼 기초대사량이 낮아진다는 것도 생각해야 합니다.

운동으로 기초대사량을 끌어올릴 수 있지 않을까요? 이론적으로는 가능하지만 지방이 연소되면서 나오는 환경호르몬이 근육을 약하게 하고, 직접적으로 기초대사량을 저하시키는 원인으로 작용한다는 사실도 잊어서는 안 됩니다.

기초대사량이 낮아지면 몸에 기운이 없고 피곤이 벌떼처럼 몰려옵니다. 도무지 활력을 느낄 수도 찾아볼 수도 없습니다.

하지만 비채 다이어트는 다릅니다. 비채 다이어트는 기초대사량을 끌어올리는 다이어트입니다. 비채 다이어트는 몸에 필요한 영양소를 충분히 공급합니다. 그리고 지방을 연소시키는 데에 필요한 물질을 공급해 줍니다. 특히 환경호르몬을 제거하는 물질을 공급해 줍니다. 그래서 비채 다이어트를 하면 피곤하지 않고 반대로 활력이 넘칩니다.

비채 다이어트!

비채소식

케이즈라는 학자가 극단적으로 식사량을 줄이는 다이어트를 했을 때 기초대사량이 어떻게 변하는지 실험을 했다. 실험 전 69.5kg이었던 피실험자의의 체중은 24주 후 53.6kg까지 줄었다. 하지만 동시에 기초대사량도 크게 줄어들었다. 실험 전에는 1576kcal이었는데 실험 후에는 962kcal까지 떨어져 총 600kcal 이상 기초대사량이 저하된 것이다.

다이어트 전에는 쉽게 소비할 수 있었던 열량을 다이어트 후에는 전혀 소비되지 못하게 된 것이다. 결국 먹는 양을 줄이는 다이어트는 기초대사량도 감소시켜 "다른 사람과 똑같은 양을 먹고도 살은 더 찌는 체질"이 되어 버린다.

> 비채 다이어트는 환경호르몬을 제거하면서 기초대사량을 올리는 완벽한 다이어트입니다.
> 기초대사량이 올라가면 평생 살이 찌지 않는 체질로 변하지요.

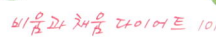

비채 다이어트!

찌지 않는 체질로 바꾼다

고기를 잡아주는 것이 좋을까요?

고기 잡는 방법을 가르쳐 주는 것이 좋을까요?

며칠 먹고 말 것이라면 고기를 잡아주는 것도 나쁘지 않겠지요. 하지만 평생 먹어야 한다면 고기 잡는 방법을 알아야만 합니다. 아무리 힘들고 까다롭다 해도 살기 위해서는 알아야 합니다.

처음에는 힘들겠지만 원리를 깨닫고 익숙해지면 쉽습니다. 모든 인생사가 그렇습니다. 첫술에 배가 부르지 않습니다.

비채 다이어트는 고기 잡는 방법을 터득하는 다이어트입니다. 비채 다이어트에 익숙해지는 데에 시간이 걸릴 수 있습니다. 어떤 면에서는 힘들 것입니다. 그러나 확실한 것은 일단 익숙해지면 살이 찌지 않는 체질로 바뀐다는 것입니다.

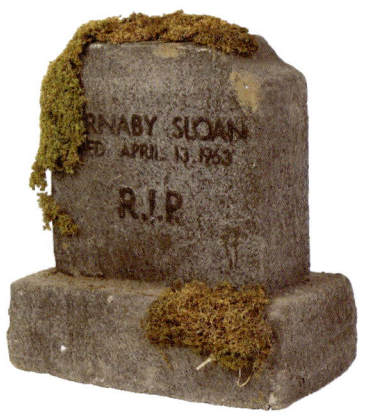

평생 요요현상을 겪다 돌아가신 ○○의 묘

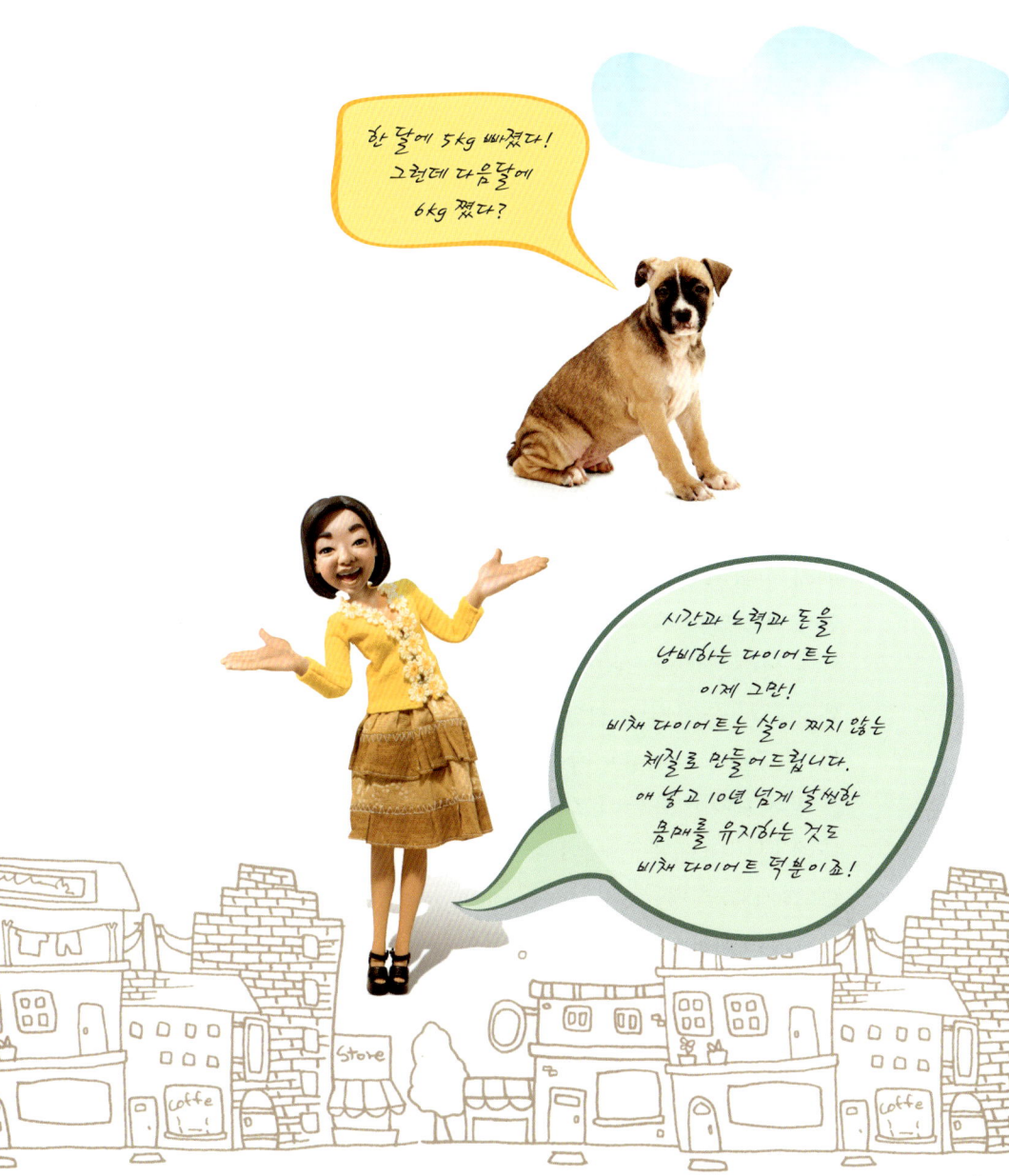

얼굴이 깨끗해진다

고지혈증이 있는 사람의 얼굴을 보면 어딘가 모르게 어둡다는 느낌이 듭니다. 혈액 속에 필요이상으로 지방성분이 많아지면서 혈액순환이 안 되고 노폐물을 배설하는 작용도 저하되어 결국 혈액이 탁해졌기 때문입니다.

일반적으로 고지혈증은 뚱뚱한 사람에게 많다고 생각합니다. 그런데 꼭 그런 것은 아닙니다. 평균보다 마른 체격임에도 고지혈증이 있는 사람이 있습니다. 왜 그럴까요?

여러 원인 중에 환경호르몬이 한몫을 차지합니다. 줄곧 설명했듯이 환경호르몬은 지방에 녹는 성질이 있기 때문에 혈액 중에 떠도는 지방성분에 녹아들기도 합니다. 따라서 몸속으로 환경호르몬이 많이 유입될수록 고지혈증이 나타날 가능성은 높아집니다.

이럴 때 환경호르몬을 적극적으로 배출시켜 주면 고지혈증이 좋아지는 것은 물론이고 얼굴도 맑아집니다. 또 꾸준히 해독을 한다면 얼굴에 있는 기미나 주근깨도 사라지는 효과를 얻을 수 있습니다.

비채 다이어트는 환경호르몬을 적극적으로 배출시키는 다이어트입니다. 따라서 살이 빠지는 것은 물론 얼굴이 깨끗해지고 기미와 주근깨도 없어집니다.

비채 다이어트!

어혈은 비만과 밀접한 관련이 있습니다. 혈액이 탁하면 혈액순환이 잘 되지 않을 뿐 아니라 기초대사량도 저하되기 때문에 살이 찌는 체질로 바뀌고 맙니다. 따라서 환경호르몬을 제거하고 어혈을 없애는 것은 성공적인 다이어트의 중요한 과제라고 할 수 있습니다.

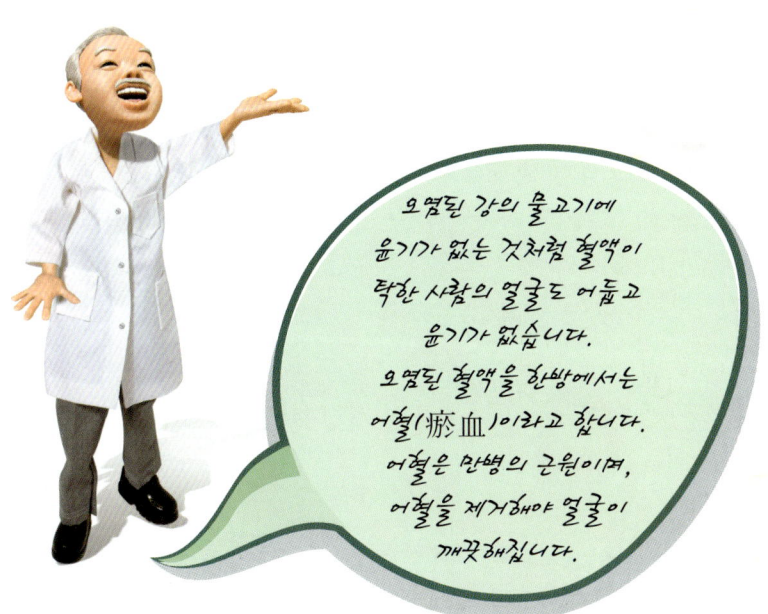

오염된 강의 물고기에 윤기가 없는 것처럼 혈액이 탁한 사람의 얼굴도 어둡고 윤기가 없습니다. 오염된 혈액을 한방에서는 어혈(瘀血)이라고 합니다. 어혈은 만병의 근원이며, 어혈을 제거해야 얼굴이 깨끗해집니다.

비채 다이어트!

얼굴이 작아진다

예전에는 얼굴과 몸매가 통통한 여성을 미인이라고 했지만 요즘은 작은 얼굴과 마른 몸매가 대세입니다. 그래서 작은 얼굴을 만들기 위해 모든 수단과 방법을 동원합니다.

최근에 일본 여성이 '페이스 요가'라는 것을 선보였습니다. 전신을 움직이는 일반적인 요가의 원리에 입각하여 얼굴에 있는 근육을 움직여 풀어주는 것이 기본적인 개념입니다. 실제로 페이스 요가를 하면 얼굴이 팽팽해지고 작아지는 효과를 얻을 수 있습니다.

그 이유는 근육이 발달하면서 지방층이 얇아지고, 각종 노폐물로 인해 딱딱해졌던 조직이 풀리기 때문이죠. 맞습니다. 근육이 발달하고 결합조직이 부드러워지면 얼굴 모양이 한결 부드럽게 변하고 작아지는 효과를 얻을 수 있습니다.

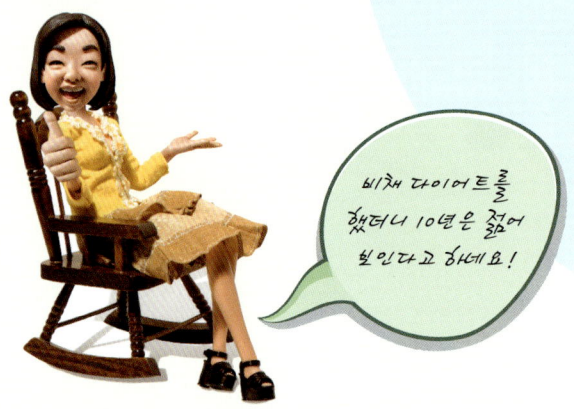

비채 다이어트를 했더니 10년은 젊어 보인다고 하네요!

비채 다이어트!

자! 그렇다면 비채 다이어트를 하면 얼굴이 작아질까요?

그렇습니다. 환경호르몬을 비롯한 독소를 적극적으로 배출시켜 주면 근육과 결합조직의 기능이 좋아집니다. 환경호르몬이 근육의 힘을 약하게 만들기 때문에 환경호르몬을 빼주면 근육의 힘은 회복됩니다. 더불어 환경호르몬을 빼주면 얼굴에 있는 지방층도 얇아지는 효과가 있습니다.

결국 비채 다이어트를 하면 얼굴의 근육과 결합조직이 살아나고 지방층이 얇아져서 얼굴이 작아집니다.

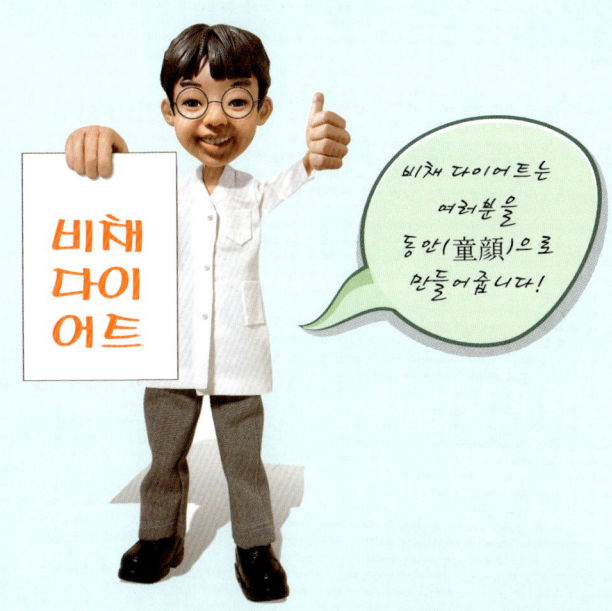

비채 다이어트는 여러분을 동안(童顔)으로 만들어줍니다!

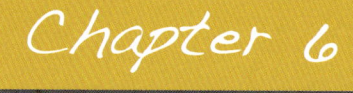

비움과 채움
장바구니

독소가 들어 있는 음식을 비우고
독소를 제거하는 음식으로 채우자!

장바구니 유의사항

비채 다이어트에서 가장 중요한 것은 음식입니다. 왜냐하면 음식은 독소(환경호르몬)가 유입되는 통로이면서 동시에 독소를 배출시키는 역할도 하기 때문입니다. 따라서 음식을 선택할 때는 양보다 종류에 기준을 두어야 합니다.
내가 먹는 음식에 과연 독소가 포함되어 있는가?
내가 먹는 음식이 과연 독소를 제거할 수 있는가?

음식을 선택하는 팁

1. 전체식품 YES! 정제식품 NO!
백미보다는 현미, 흰밀가루보다는 통밀을 먹는다.

2. 반드시 섬유질을 포함시켜라!
섬유질은 독소를 제거하는 일등공신이다.

3. 파이토케미칼이 많은 음식을 선택하라!
파이토케미칼은 다양한 방법으로 지방세포의 생성과 분화, 사멸에 영향을 준다.

4. 영양소의 균형을 생각하라!
탄수화물, 지방, 단백질, 비타민, 미네랄, 파이토케미칼의 균형이 중요하다.

5. 양념을 하지 않고 먹을 수 있는 음식을 선택하라!
양념은 식욕을 돋우기 때문에 과식하기 쉽다.

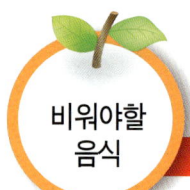

비워야할 음식

유제품

우유

프랑스 농업부 식량국이 3년 동안 프랑스산 우유와 유가공식품들에 대한 장기종합검사를 실시한 결과 일부제품에서 인체에 암을 유발시킬 수 있는 다이옥신이 검출됐다고 밝혔습니다. 청정지역으로 알려진 아일랜드의 가축에서 다이옥신이 검출된 것도 그렇고 이제는 우유에서조차 다이옥신이 검출되고 있습니다.

> **비채소식**
> 아일랜드 북부의 축산농가 2곳에서 생산된 우유에서 기준치 이상의 다이옥신이 검출되었다고 영국 식품표준청(FSA)이 지난 2월 5일에 밝혔다. -2009년 3월

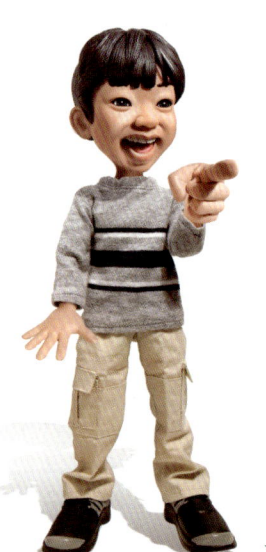

> 세계적 낙농국가인 덴마크 남자들의 정력감퇴와 여성들의 불임률이 최고로 높고 입양률도 가장 높다는 것은 알고도 모르는 비밀이죠.

버터

비채소식

국내산 버터의 다이옥신 함유량이 세계에서 가장 높은 것으로 나타났다. 독일 농산물검사소와 스웨덴 스톡홀름대학 공동연구팀은 지난해 5월부터 올 3월까지 전 세계 39개국에서 생산된 67개의 버터 제품을 조사한 결과 한국산 제품 가운데 한가지의 다이옥신 함유량이 1g당 2.02pg(피코 그램=1조분의 1그램)으로 가장 높은 수치를 보였다고 발표했다.

-동아일보 2001년

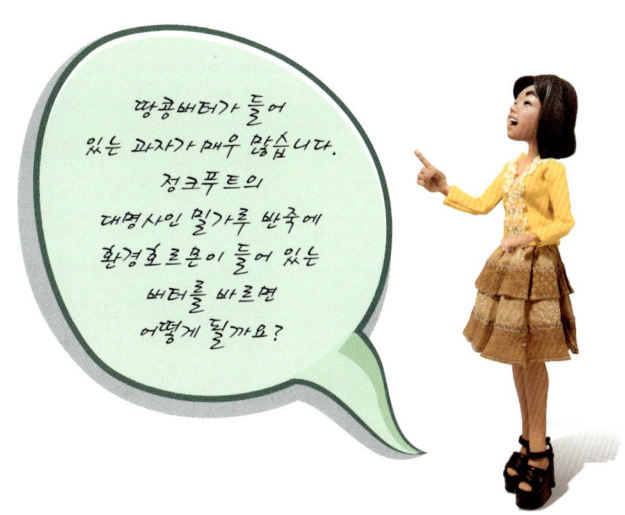

땅콩버터가 들어 있는 과자가 매우 많습니다. 정크푸드의 대명사인 밀가루 반죽에 환경호르몬이 들어 있는 버터를 바르면 어떻게 될까요?

치즈

비채소식

다이옥신 검출된 치즈, 수입제품 관리 '허당'

피자, 스파게티 등을 만들 때 들어가는 **모짜렐라** 치즈 중 이탈리아산 일부 제품에서 발암물질인 '다이옥신'이 검출돼 파장이 일고 있다. 문제는 치즈를 비롯해 유가공품에 다이옥신 기준을 설정한 곳은 EU뿐이라는 사실이다.

- 뉴시스 2008년 3월 25일

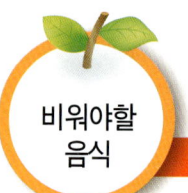

비워야할 음식 — 육류

돼지고기

비채소식

아일랜드 돼지고기에서 다이옥신 검출

아일랜드에서 생산된 돼지고기 식품에서 암을 유발할 수 있는 다이옥신이 검출돼 아일랜드 정부가 전량 회수 조처를 내린 가운데, 국내에도 아일랜드산 돼지고기가 올해 335톤 수입된 것으로 확인됐다.

-한겨레신문 2008년 12월 8일

국내 허용치 2배.. 칠레에 경위파악 요구

최근 뉴질랜드산 쇠고기에서 농약 성분이 검출된데 이어 칠레산 돼지고기에서 허용치보다 많은 다이옥신이 나와 해당 작업장에 대한 수입중단 조치가 내려졌다.

-연합뉴스 2009년 6월 9일

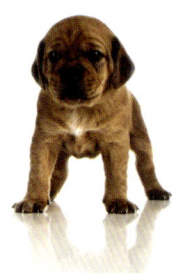

국내 허용치 2배라는 말은 우리나라 고기에도 일정부분 다이옥신이 들어 있다는 뜻이겠죠.

쇠고기

비채소식

아일랜드산 돼지고기에 이어 쇠고기에서도 기준치를 넘는 다이옥신이 검출됐다. 아일랜드 정부는 9일(현지시간) "돼지고기의 다이옥신 오염 파문과 관련해 목장 3곳의 쇠고기에서도 안전 기준치를 초과하는 다이옥신이 검출됐다"면서 "이들 목장에서도 돼지 농장에 공급된 것과 동일한 기계유 오염 사료가 사용됐다"고 밝혔다.

-서울신문 2008년 12월 11일

뼛조각이 발견돼 검역 불합격처분이 내려졌던 미국산 수입 쇠고기에서 허용기준을 넘어선 다이옥신이 검출됐다. 농림부 산하 국립수의과학검역원은 21일 "지난 1일 미국에서 수입된 냉장 쇠고기(10.2톤)에 대한 정밀검사 결과 국내 잔류허용기준(5pg/g fat)을 초과한 다이옥신이 검출됐다"고 밝혔다.

-부산일보 2006년 12월 22일

> 청정지역으로 알려진 아일랜드에서도 다이옥신 문제가 발생하는 것을 보면 다이옥신이 바람과 물을 통해 전세계로 퍼졌다는 것을 알 수 있습니다.

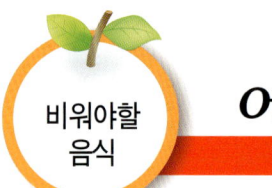

어류 — 비워야할 음식

　어류를 선택할 때의 첫 번째 기준은 먹이사슬의 상부에 해당하는 물고기를 배제하는 것입니다. 플랑크톤이나 해양식물을 먹는 초식성 물고기보다 육식성 물고기에 환경호르몬이 많기 때문이죠.

　미국 식품의약국(FDA)에서는 일반적인 바다 생선 중 먹이사슬의 하위 단계에 있는 작은 물고기는 회로 먹어도 무방하나 다랑어, 상어, 참치, 옥돔 등 먹이사슬의 상위 단계에 위치하는 큰 물고기는 수은 함량이 높을 수 있으므로 섭취하는 것을 삼가라고 했습니다.

　이것은 비단 수은에만 해당하는 것이 아니라 환경호르몬과 방사선도 마찬가지입니다. 2011년 일본 대지진으로 원자력발전소가 파괴되면서 방사능이 방출되는 초유의 사태가 발생했는데, 이에 대한 전문가의 의견은 다음과 같습니다.

> **비채소식**
> 　바닷물에 떨어진 방사성 물질이 플랑크톤의 몸속에 쌓이고 이를 먹는 작은 물고기가 큰 물고기에게 잡아먹히면서 먹이사슬의 상위단계로 올라갈수록 100배, 1000배, 1만 배, 이런 식으로 방사성 물질의 농도가 높아집니다.

비채소식

국민들이 즐겨먹는 낙지, 문어, 꼴뚜기 등 연체류 생선에서 카드뮴이 초과 검출되어 추석을 앞두고 식생활 안전에 주의가 요망된다. 서울시에 따르면 8월 시중에 유통 중인 낙지, 문어 등 연체류 14건과 생선류 14건 등 총 28건을 수거하여 머리, 내장 등 특정부위의 중금속 검사를 실시한 결과, 낙지와 문어 등 연체류 머리에서 모두 카드뮴이 기준치보다 높게 검출되었다.

- 메디컬한국 2010년 9월 13일

어류를 선택할 때의 두 번째 기준은 지방함량이 높은 어류를 피해야 한다는 것입니다. 왜냐하면 지방함량이 높을수록 환경호르몬에 오염되었을 가능성도 높기 때문이죠.

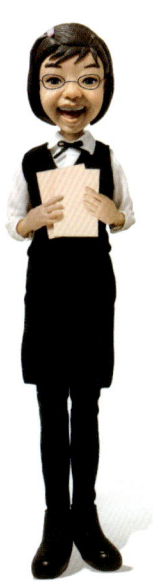

식품의약품안전청 자료를 보면 우리나라 사람은 어류를 통해 전체 다이옥신의 73.3%를 섭취한다고 하니 주의해야 합니다. 육식성인 갈치, 참치, 갯장어나 지방함량이 많은 청어와 고등어에서 다이옥신이 많을 수밖에 없는 것은 먹이사슬에 의해 점차적으로 축적될 뿐 아니라 지방질이 많은 곳에 축적되기 때문이죠.

> 비워야할 음식

밀가루

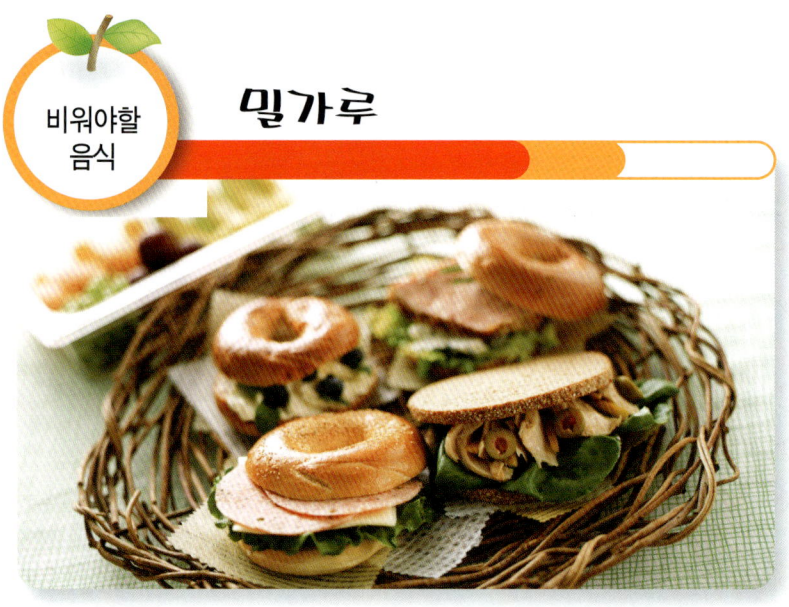

　밀가루를 먹지 말아야 하는 이유는 밀가루가 대표적인 정크푸드(Junk food)이기 때문입니다. 정크(Junk)는 쓰레기 혹은 넝마를 뜻하는데, 한마디로 불필요한 것에 대한 총칭입니다. 따라서 정크푸드란 고칼로리에 영양가가 없는 식품을 뜻하죠.

왜 그럴까?

　정제된 밀가루에는 비타민과 미네랄, 파이토케미칼이 거의 없습니다. 비타민, 미네랄, 파이토케미칼은 몸 안의 독소를 제거하는 데 필수적인 물질인데…

　결국 밀가루는 독소를 제거하지 못할 뿐 아니라 독소제거에 필요한 귀중한 영양소를 소모시키기 때문에 다이어트에 전혀 도움이 되지 않습니다.

왜 그럴까?

밀가루에는 몸에 해로운 식품첨가물이 다량 들어 있습니다. 부패를 방지하는 물질을 비롯하여 맛을 내기 위해 다량의 첨가물이 혼합됩니다. 문제는 이러한 첨가물 또한 몸의 입장에서는 반드시 배출해야 하는 독소이기 때문에 귀중한 영양소를 소모시키는 역할을 한다는 것이죠.

결국 정제된 밀가루에는 비타민, 미네랄, 파이토케미칼이 거의 없는 반면 이들을 소모시키는 첨가물이 함께 들어있기 때문에 우리 몸의 신진대사가 저하될 수밖에 없고 지방량은 증가하게 됩니다.

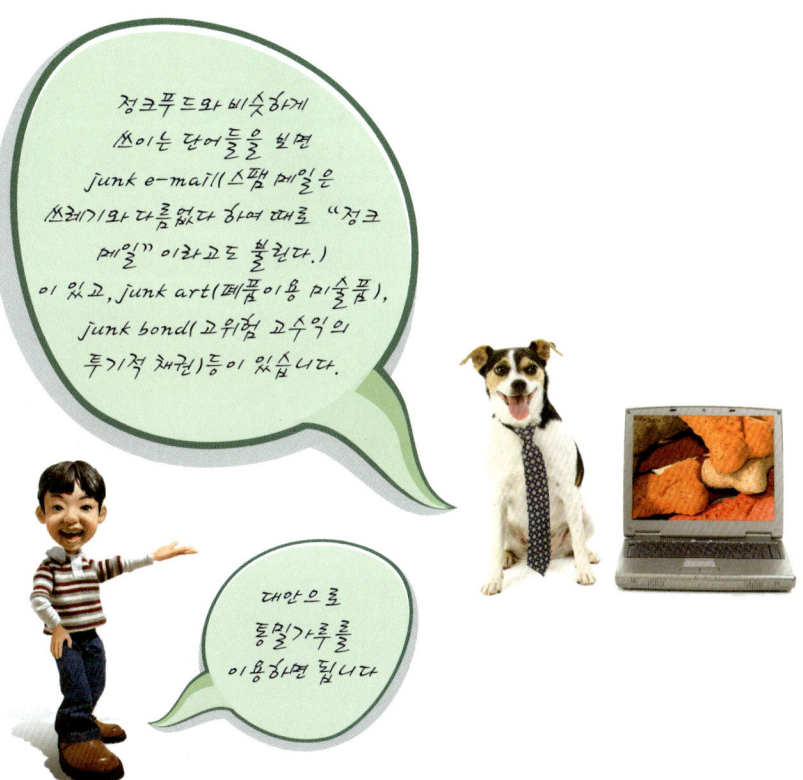

정크푸드와 비슷하게 쓰이는 단어들을 보면 junk e-mail(스팸메일은 쓰레기와 다름없다 하여 때로 "정크메일"이라고도 불린다.)이 있고, junk art(폐품이용 미술품), junk bond(고위험 고수익의 투기적 채권)등이 있습니다.

대안으로 통밀가루를 이용하면 됩니다

설탕과 과당

비워야할 음식

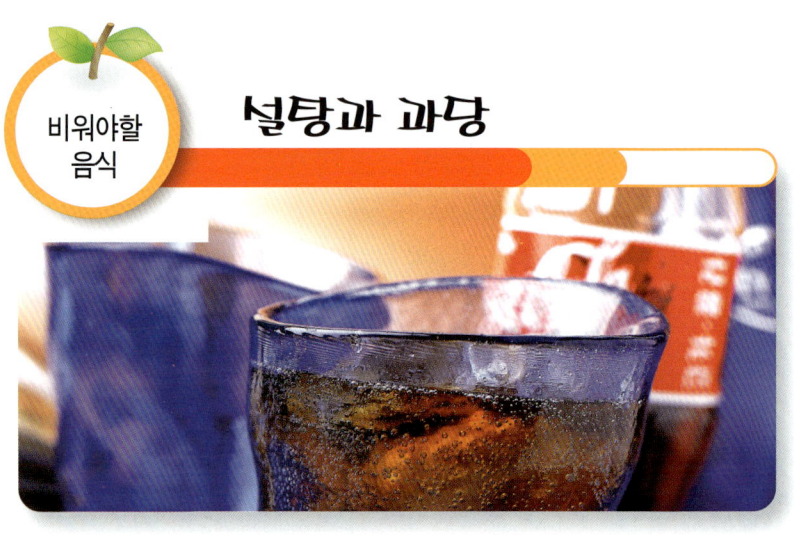

    설탕 또한 정크푸드(Junk food)의 대표 주자입니다. 비타민과 미네랄은 거의 없고 당분만 가득하죠. 설탕이 몸에 들어오면 비타민과 미네랄을 소모시키기 때문에 독소를 몰아내는 작용이 약해질 수밖에 없습니다. 밀가루와 설탕이 쓰레기 음식인 이유입니다.

    그런데 집 밖에서 판매되는 음식 대부분이 밀가루와 설탕이라는 데에 문제가 있습니다. 칼국수, 라면, 피자, 빵…. 밀가루 반죽에 설탕이 들어가지 않은 음식을 찾아보기 어렵습니다. 이런 음식을 자주 먹기 때문에 뚱뚱해지는 것이고 원인을 알 수 없는 난치병에 걸리는 것입니다.

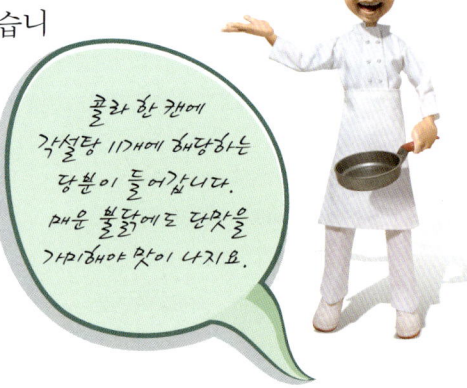

> 콜라 한 캔에 각설탕 11개에 해당하는 당분이 들어갑니다. 매운 불닭에도 단맛을 가미해야 맛이 나지요.

설탕이 몸에 좋지 않다는 이유 때문에 과당이 그 자리를 차지하기도 합니다. 그런데 과당은 설탕 이상으로 몸에 좋지 않고 비만의 주범이 되고 있습니다. 캘리포니아 대학의 분자생물학자 킴버 스탠호프 교수는 "액상과당은 지방을 저장할 것인지 태울 것인지를 결정해 명령하는 메커니즘을 붕괴시키는 등 여러 비정상적인 반응을 유발한다"고 했습니다.

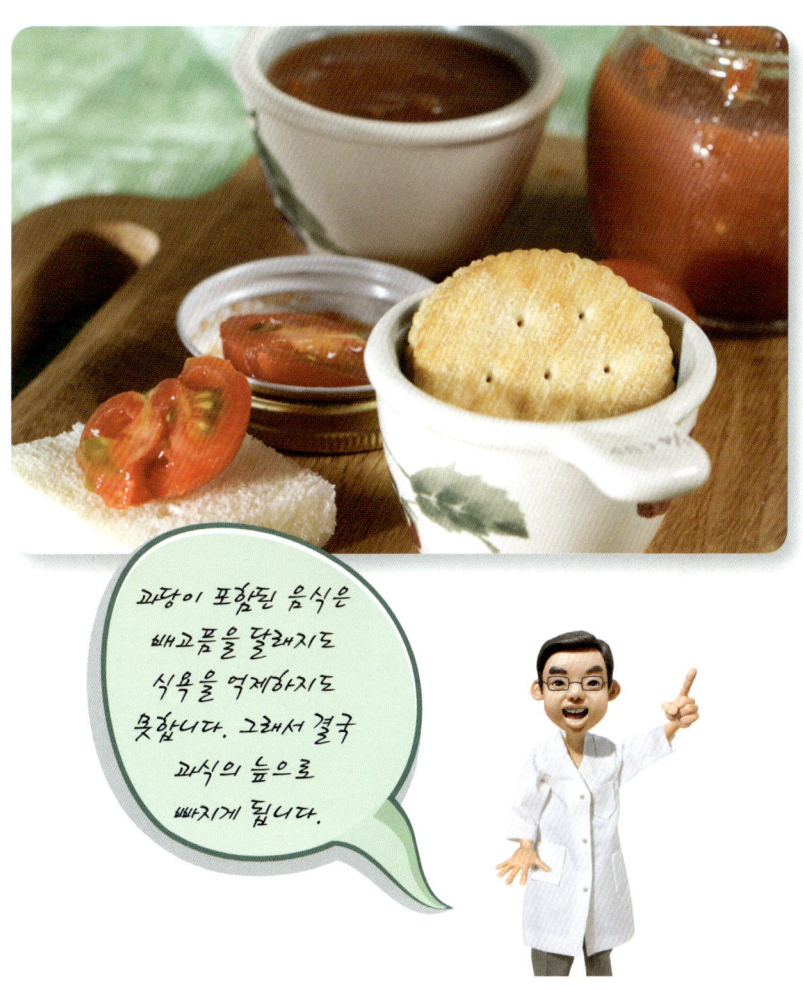

과당이 포함된 음식은 배고픔을 달래지도 식욕을 억제하지도 못합니다. 그래서 결국 과식의 늪으로 빠지게 됩니다.

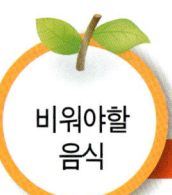

카페인과 알콜

비워야할 음식

    카페인과 알콜로 만든 음료가 세계인의 입맛과 정신을 빼앗아 버린 것은 어제오늘 일이 아닙니다. 만약 이들 음료가 없다면 여러분은 생활이 정말 단조롭고 재미가 없다고 생각할 것입니다.
    그런데 카페인과 알콜 음료가 여러분의 뱃살을 늘린다는 사실을 아십니까? 그리고 살이 빠지는 것을 강력하게 방해한다는 사실을 아십니까? 이런 사실을 어렴풋이 알고 있기 때문에 다이어트를 하는 사람은 커피나 술을 자제하려고 노력합니다.
    하지만 우리가 사는 세상은 그렇게 녹록하지 않지요. 모임도 많고 회식도 많고 스트레스도 많고… 그래서 결국 커피와 술을 먹을 수밖에 없고 다이어트도 실패로 끝나고 맙니다.
    카페인과 알콜이 다이어트를 방해하는 방법은 다양한데, 그 중에서 가장 교묘한 방법은 세포를 탈수(脫水)시키는 것입니다. 세포에 물이 부족해지면 어떤 일이 벌어질까요?
    그렇습니다. 대사과정에서 생성된 노폐물과 외부에서 유입된 독소를 처리하는 데에 문제가 생깁니다. 이렇게 되면 똑똑한 우리 몸은 독소를 처리하기 위해 갈증이라는 신호를 보내 물을 요구합니다. 그런데 똑똑하지 못한 우리는 그 신호를 무시하거나 이상한 물(탄산음료, 과일음료, 커피, 녹차)을 마십니다. 이런 이상한 물을 마시면 독소가 더 많이 들어오는데 말입니다.

세포에 물이 부족해지면 독소를 배출하는 데에 문제가 생깁니다. 물은 세포가 독소를 처리하는 데에 필요한 특별한 해독제라고 할 수 있죠.

　살이 찌는 사람들은 갈증의 신호를 배고픔의 신호로 착각하는 경우가 많습니다. 갈증을 배고픔으로 인식하여 음식을 자주 먹기 때문에 살이 찌는 것이죠. 따라서 배가 고플 때 먼저 순수한 물을 한두 잔 마시는 습관을 갖는다면 살을 빼는 데에 무척 도움이 됩니다.

　　　『산골에 사는 가난한 사람들은 담박(淡薄)한 맛에 익숙하므로 움직임이 굼뜨지 않고 몸도 편안하다』　　- 동의보감

　담박(淡薄)한 음식은 수분 함량이 높은 음식입니다. 그래서 담박한 음식은 몸에 수분을 공급하여 신진대사를 원활하게 해줍니다. 반면 대부분의 가공식품은 농축되어 있어 수분 함량이 매우 낮기 때문에 신진대사를 엉망으로 만듭니다. 다이어트에 성공하려면 꼭!! 수분 함량이 높은 담박한 음식을 먹어야 합니다.

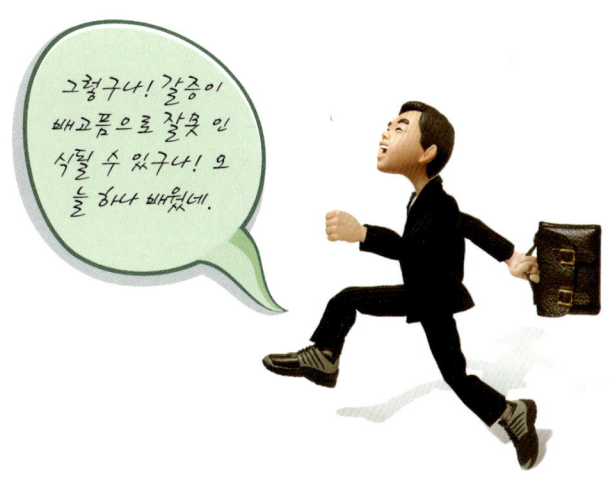

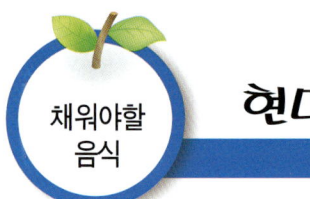

현미

채워야할 음식

환경호르몬을 제거하는 일등공신!

다이옥신이 체내에 들어와 그 양이 반으로 줄어들 때까지 10년이 소요됩니다. 하지만 일본 규슈대학의 나가야마 교수에 따르면 현미를 먹으면 이 기간이 1년으로 줄어든다고 합니다.

중금속까지 제거하는 일석이조 효과!

현미에만 있고 백미에는 없는 경이의 물질 피틴산(Phytic Acid)은 수은과 카드뮴 같은 중금속을 흡착해서 체외로 배출시킵니다.

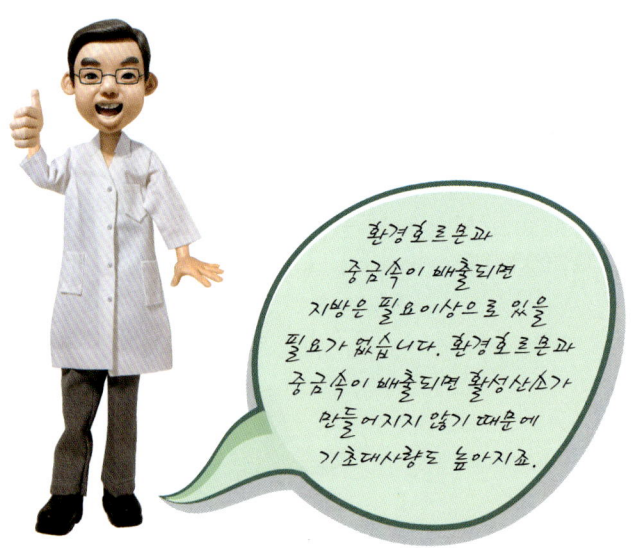

환경호르몬과 중금속이 배출되면 지방은 필요이상으로 있을 필요가 없습니다. 환경호르몬과 중금속이 배출되면 활성산소가 만들어지지 않기 때문에 기초대사량도 높아지죠.

현미밥은 이렇게 먹어야 한다!

　현미는 섬유질로 덮여 있어 꼭꼭 씹지 않으면 섬유질이 독소를 제거할 수 없습니다. 실제로 현미밥을 잘 씹지 않고 먹으면 대변으로 현미가 그대로 나옵니다.

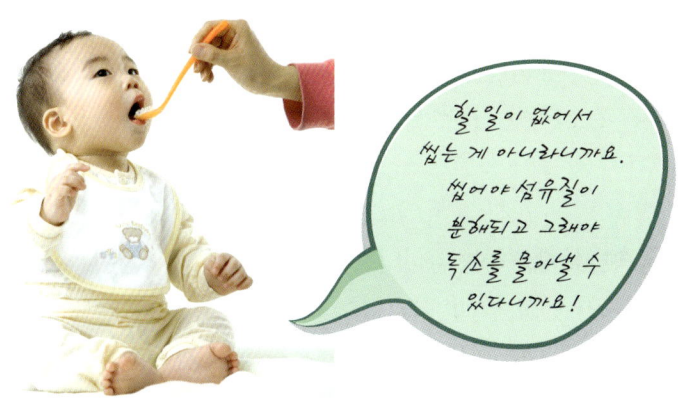

살 빼려면 현미밥으로 도시락을 싸자!

　도시락은 현대인들에게 어울리지 않지만, 살을 빼는 기간만이라도 현미밥으로 도시락을 싸는 것이 좋습니다. 초밥이나 김밥을 만들어 도시락을 만들면 먹기도 좋고 맛도 좋습니다.

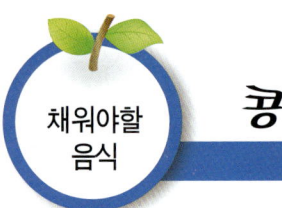

콩

풍부한 섬유질이 환경호르몬을 제거한다!

다음은 일본 세츠난대학 약학부 미야타 히데야카 교수의 실험 결과입니다. 다이옥신이 첨가된 사료를 먹인 쥐를 두 그룹으로 나누고, 한 그룹에는 섬유질을 먹였습니다. 그런데 놀랍게도 섬유질을 먹인 쥐들의 생존율이 30% 증가했습니다. 그 이유는 식물성 섬유질이 다이옥신을 흡착해서 다이옥신이 대변으로 나가는 양이 늘어났기 때문입니다.

이소플라본이 환경호르몬을 억제한다!

일본 교토대학의 요시다 박사는 최근 콩이 유방암세포의 증식을 억제하는 것으로 나타났다고 밝혔습니다. 이 논문에 따르면 콩 속의 이소플라본은 환경호르몬이 유방암세포의 수용체에 결합하는 것을 막아 암세포의 증식을 억제하고 환경호르몬의 활성을 방어하는 작용을 갖고 있다고 합니다.

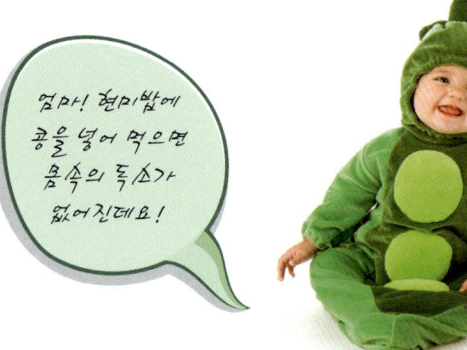

콩의 단백질은 간의 해독과정에 필수 영양소이다!

간(肝)은 고기 육(肉)과 방패 간(干)을 합친 것으로, 우리 몸에 침입하는 나쁜 것들을 막아주는 방패라는 의미를 담고 있습니다. 실제로 대부분의 독소(환경호르몬 포함)는 간의 해독과정을 통해 몸 밖으로 배출되는데, 콩의 단백질은 간의 해독과정에 결정적인 역할을 합니다.

콩은 피부를 맑게 한다!

간기능 장애에 의한 기미도 콩을 통해 효과를 얻을 수 있습니다. 콩에는 간기능을 강화시켜 주는 단백질, 간의 해독작용을 도와주는 비타민E와 리놀산 등이 함유되어 있어 기미치료는 물론, 간의 기능이 약해졌을 때 좋은 음식입니다. 콩을 계속 먹으면 전신의 기능이 원활해지고 그 결과 피로회복도 빨라집니다.

녹두 & 숙주나물

녹두에는 단백질이 풍부하고, 숙주나물에는 비타민C, 아르기닌, 아스파라긴산이 풍부합니다. 이러한 성분은 각종 의약품의 독성과 환경호르몬을 해독하여 몸 밖으로 배출시키는데, 특히 숙주는 카드뮴 해독 효과가 탁월합니다.

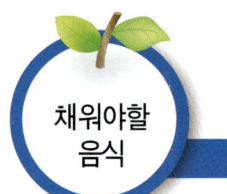

과일

비타민C가 지방대사 부산물의 독성을 무력화시킨다!

미국 오하이오 주립대학 라이너스 폴링 연구소의 프레드 스티븐스 박사는 비타민C가 지방대사 과정에서 산화지질로부터 형성되는 독성물질을 차단, 유전자의 손상과 염증 등을 막아주는 작용을 한다고 밝혔습니다.

비타민C와 비타민E가 환경호르몬을 무력화시킨다!

성균관대 약대 이병무 교수는 대표적인 환경호르몬 가운데 하나인 디에틸헥실프탈레이트(DEHP) 투여로 정자수와 고환무게가 감소한데다 정소 DNA가 손상된 실험쥐에 비타민C와 비타민E를 투여한 결과, 실험쥐가 정상으로 회복되는 것을 확인했습니다.

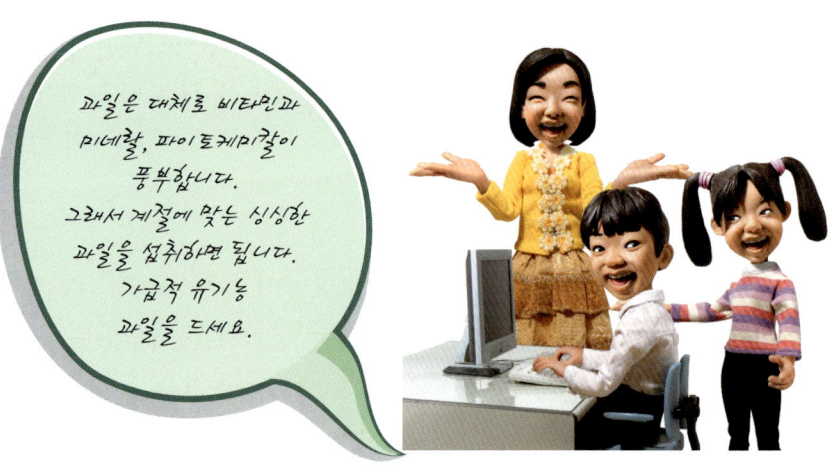

과일은 대체로 비타민과 미네랄, 파이토케미칼이 풍부합니다. 그래서 계절에 맞는 싱싱한 과일을 섭취하면 됩니다. 가급적 유기농 과일을 드세요.

사과

 사과의 풍부한 식이섬유가 중금속을 흡착하거나 독성물질과 결합해 흡수를 방해합니다. 특히 펙틴이라는 성분은 장에 젤리 모양의 벽을 만들어 유독성 물질의 흡수를 막고 장 안에서의 이상 발효도 방해하는 효과가 있습니다. 물론 비타민C도 풍부하죠.

비채소식

 미국 플로리다 주립대 연구팀이 45세부터 65세까지의 여성 160명에게 6개월간 매일 말린 사과 75g씩을 먹게 했다. 그 결과 꾸준히 사과를 먹은 여성은 심혈관계 질환의 위험을 높이는 혈중 콜레스테롤의 수치가 평균 14% 감소했다. 특히 나쁜 콜레스테롤은 23% 감소하고 좋은 콜레스테롤은 4% 증가했다. 뿐만 아니라 하루에 240칼로리를 추가로 더 먹었음에도 불구하고 몸무게가 평균 1.5kg 이상 줄어든 것으로 조사됐다.

토마토

 토마토에 들어 있는 비타민C가 몸속에 들어온 공해물질을 해독해주고, 발암물질이 흡착되는 것도 막아줍니다. 또 루틴 성분은 동물성 지방을 해독하고 산성체질로 바뀌는 것을 막는 역할을 합니다.

배

 배는 환경호르몬의 일종인 '다환족 방향성 탄화수소류'라는 물질이 체내에 쌓이는 것을 현저히 줄여줍니다. 또한 알코올의 독을 해독해주어 간의 기능을 촉진시키며, 배의 입자가 장운동을 촉진해서 장내 독소를 몸 밖으로 배출해주는 효과가 있습니다.

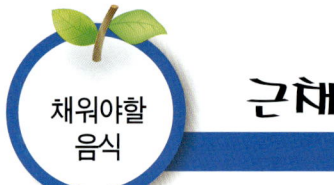

근채

무

베타인 성분이 풍부하게 들어 있어 독성물질을 없애주며, 각종 약물의 독이나 중금속 등도 중화시킵니다. 풍부한 식이섬유도 환경호르몬을 몸 밖으로 배출하는 효능이 있습니다.

우엉

리그닌이라는 성분이 중금속을 제거하는 효능이 있습니다. 또한 이눌린이라는 성분이 체내 독을 해독하면서 신장기능을 도와주기 때문에 신장에 축적된 각종 노폐물과 독을 배설해 주는 역할을 합니다.

당근

칼로리가 낮고 비타민과 무기질이 풍부해서 신진대사를 촉진하며 해독작용에 유익합니다. 특히 발암물질을 해독하는 '터핀'이라는 물질이 들어 있습니다. 또 당근에는 식이섬유가 많아 포만감을 주고 장에 쌓인 노폐물을 배출시켜 변비 예방에도 좋습니다.

마늘

　마늘에 있는 유황 성분이 수은, 비소, 구리 등의 중금속이 체내에 축적되는 것을 막아주는데, 특히 알리신 성분은 수은을 해독하는 효과가 뛰어납니다. 유황 성분이 체내에 들어온 중금속과 결합해서 몸 밖으로 배설되기 때문이죠.

　마늘에는 셀레늄이라는 영양소가 있는데 이는 인체의 기능 유지에 필요한 극미량 원소로 인체의 노화를 촉진하는 활성산소를 중화시켜 줍니다.

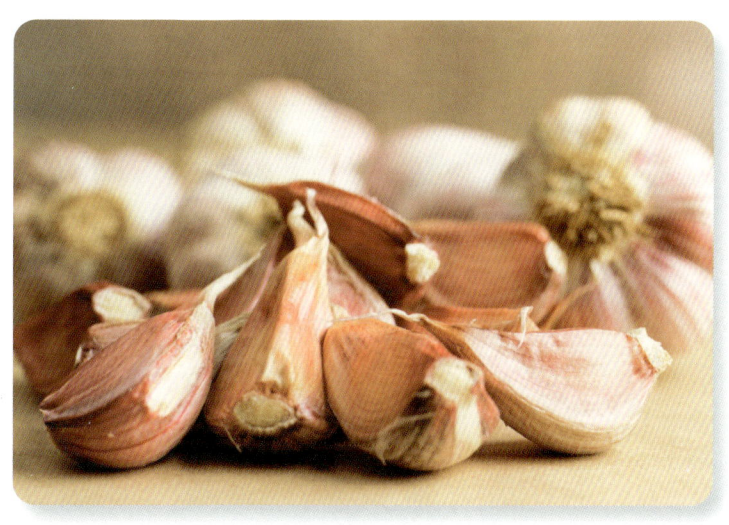

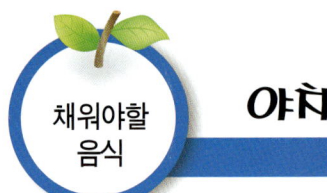

야채

양배추

비타민A가 풍부하고 비타민C, U 등의 성분도 들어 있습니다. 그 외에 칼륨, 식이섬유도 풍부해서 환경호르몬, 특히 각종 화학 첨가제가 체내에 들어오면 밖으로 배출시키고 체내의 혈액을 중화시키는 역할을 합니다.

양배추, 브로콜리, 케일, 청경채, 콜리플라워, 배추 같은 십자화과 채소에는 간이 환경호르몬을 분해하는 데 도움을 주는 성분이 들어 있다.

양배추의 카로티노이드 성분은 대표적인 항산화물질로 피부노화를 방지하고 세포의 재생을 돕습니다. 또한 양배추의 유황 성분은 각질을 제거하고 피지를 조절하는 작용을 해 지성피부나 여드름이 많은 피부에 좋습니다.

오이

오이에 있는 칼륨 성분은 체내에 있는 나트륨, 중금속, 노폐물을 배출시켜 혈액을 맑게 하고 모세혈관을 튼튼하게 해주는 역할을 합니다. 또한 아스코르비나아제라는 성분은 알코올의 독성을 해독해 줍니다.

미나리

미나리에 있는 식이섬유가 중금속을 흡착해서 몸 밖으로 배출하고, 비타민C가 공해 독을 해독합니다. 미나리에는 해독성분이 풍부하게 들어 있는데, 이런 성분들이 상호작용을 하여 더욱 큰 효과를 발휘합니다.

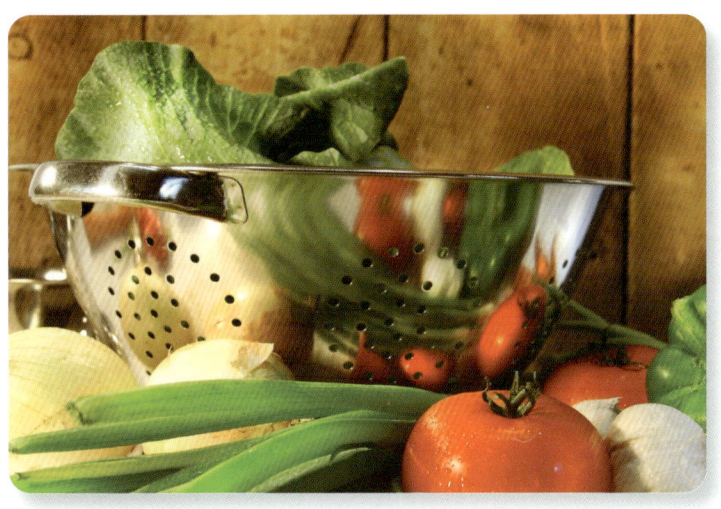

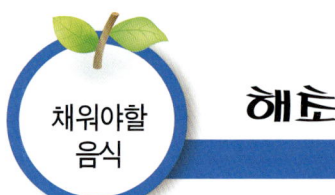

파래

　파래에 있는 비타민A가 니코틴 독을 해독해 주고, 풍부한 식이섬유는 환경호르몬과 발암물질을 흡착해서 몸 밖으로 배출해 주는 작용을 합니다.

다시마

　다시마에 함유된 알긴산(Alginic Acid)이 중금속을 해독하는 데 큰 도움을 줍니다. 수용성 섬유질인 알긴산은 중금속을 비롯하여, 환경호르몬, 농약 등을 흡착해 배설하는 역할을 하며, 활성산소를 없애주기도 합니다.

미역

　미역에 들어있는 알긴산도 탁월한 중금속 해독 효과가 있습니다. 알긴산은 스펀지가 물을 흡수하듯 중금속, 농약, 환경호르몬, 발암물질 등을 흡착해 몸 밖으로 내보냅니다.

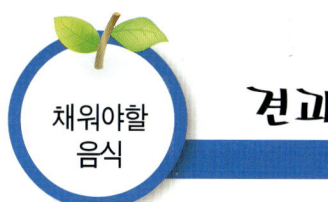

견과

불포화지방산이 비만을 막는다

'날고기를 먹는 인간'이라는 뜻을 지닌 이뉴잇족의 식단은 70%가 지방으로 이루어져 있습니다. 하지만 그들이 현대인들처럼 비만하지 않는 이유는 그들이 섭취하는 지방이 불포화지방산이기 때문입니다.

그런데 현대 이뉴잇족의 식단은 정제된 탄수화물의 비율이 높아졌고 그 결과 현대인들처럼 비만률이 증가하고 있습니다. 이는 불포화지방산이 비만을 예방하고 치료하는 데 큰 영향을 준다는 것을 의미합니다.

참치 고등어 No! 호두 아몬드 땅콩 잣 Yes!

참치와 고등어에도 불포화지방산이 많이 들어 있지만 이들이 먹이사슬의 상부에 속해 있어 환경호르몬에 오염되었을 가능성이 높습니다. 따라서 다이어트에 성공하기 위해서는 오염되지 않은 호두나 아몬드, 땅콩, 잣 등에서 불포화지방산을 얻어야 합니다.

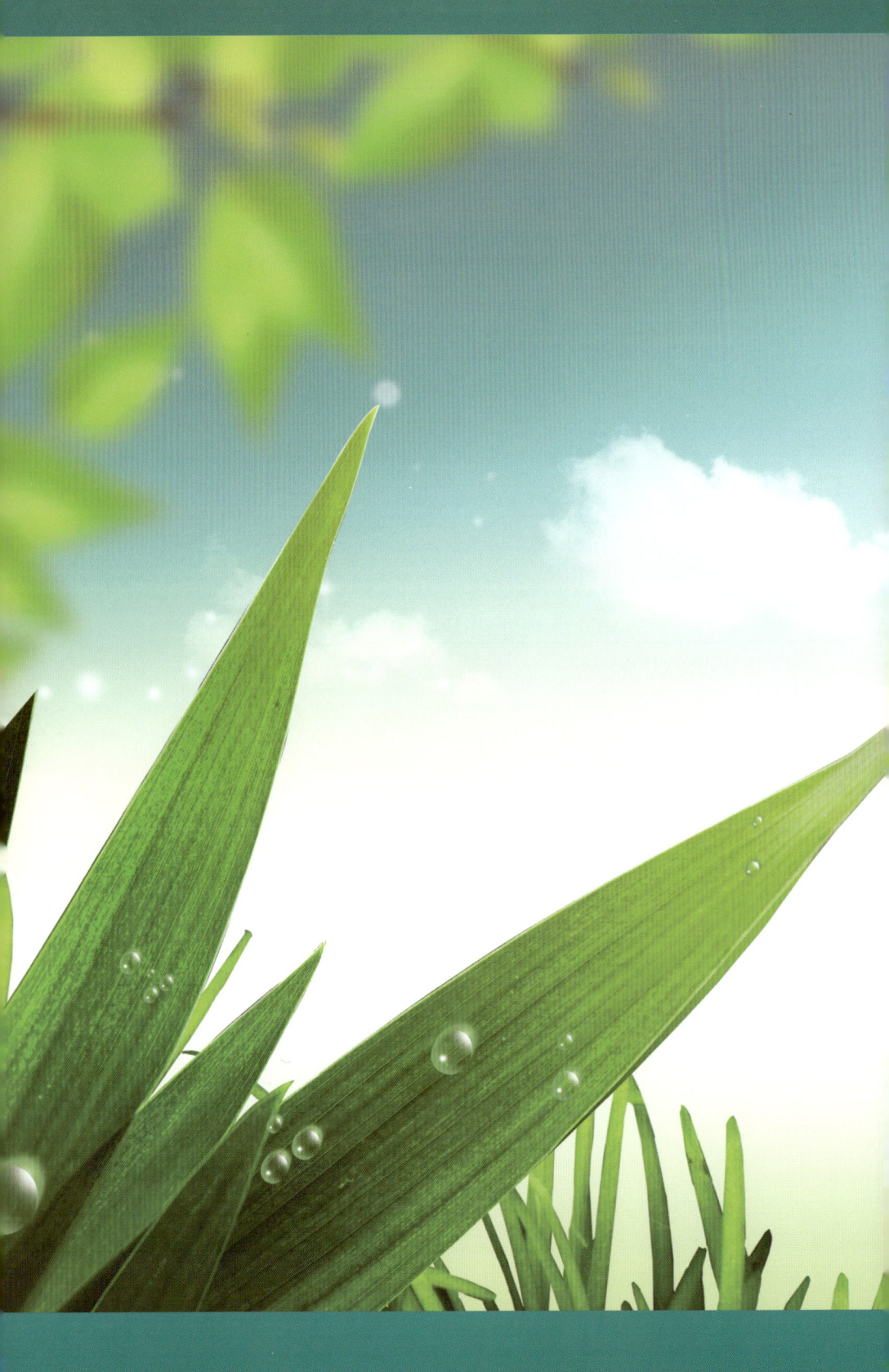

Chapter 7

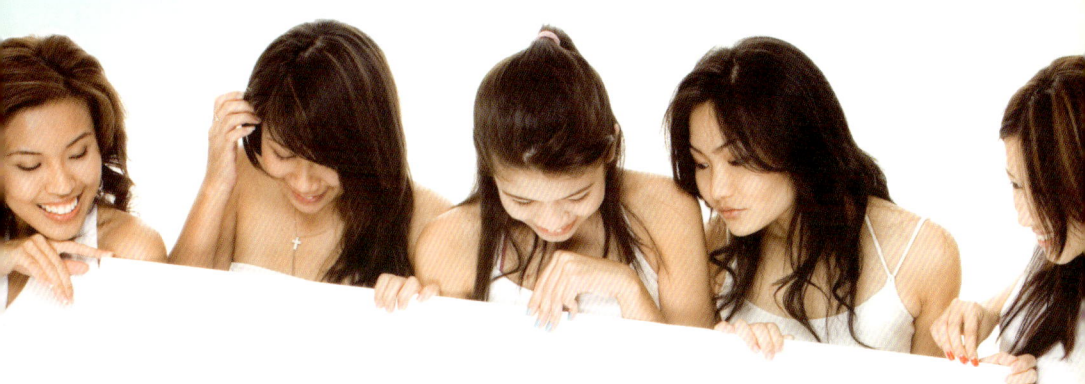

비채 다이어트 식사법

독소를 **빼는** 것도 **요령**이다!

규칙적으로 먹어라

첫째, 몸 안의 독소를 제거하려면 식사시간이 규칙적이어야 합니다. 좋은 음식이라도 불규칙하게 식사를 한다면 우리 몸은 독소를 빼는 데에 에너지를 효율적으로 분배할 수 없습니다. 직장에서의 업무가 불규칙하게 배분되면 언제 주변을 정리(청소)해야 할지 알 수 없는 것과 마찬가지입니다.

식사시간이 규칙적일 때 우리 몸은 가장 효율적으로 독소를 제거한다는 것을 잊지 마시기 바랍니다.

둘째, 몸 안의 독소를 제거하려면 먹는 양이 규칙적이어야 합니다. 폭식이 비만의 원인이라는 것은 이미 알려진 사실입니다. 무조건 한두 끼를 먹지 않는다고 살이 빠지는 것은 아닙니다. 폭식을 했던 그 식사를 일정하게 나눠서 먹는다면 효율적으로 독소를 제거할 수 있고 체중도 줄어듭니다.

이것이 비채 다이어트

1. 좋은 음식으로 아침, 점심, 저녁을 제 시간에 드세요. 만약 시간을 놓쳤다면 간단하게 과일만 드시는 것이 좋습니다.

2. 식사의 간격은 최소한 5시간을 두어야 효율적으로 독소를 제거할 수 있습니다. 더불어 물 이외에는 일절 간식을 하지 않아야 합니다.

3. 먹는 양을 일정하게 하세요. 예를 들어 아침을 적게 먹고 저녁을 많이 먹는 습관은 좋지 않습니다. 점심과 저녁식사의 양은 비슷한 것이 좋습니다.

4. 최선의 방법은 아침과 점심을 맛있게 먹고, 저녁식사는 과일로 하는 것입니다.

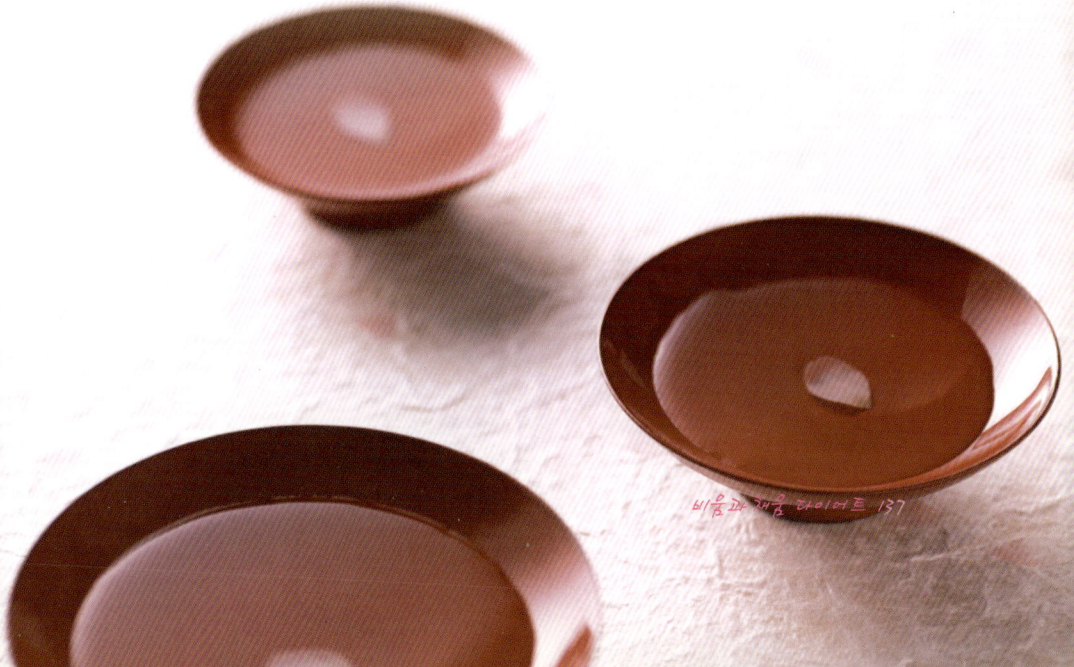

섞어서 먹지 마라

설날이나 추석을 보내고 나면 소화불량으로 고생하는 사람들이 많습니다. 기름진 음식을 많이 먹었기 때문이라고 생각할 수 있지만 실상은 여러 종류의 음식을 한꺼번에 먹었기 때문입니다. 명절에는 쇠고기, 돼지고기, 생선, 과일, 야채, 밥, 국을 한꺼번에 먹습니다.

이렇게 한꺼번에 여러 종류의 음식을 섭취하면 소화기는 과로를 하게 될 뿐 아니라 맡은 바 임무를 충실하게 수행할 수 없습니다. 어떤 임무일까요? 그렇습니다. 영양소를 흡수하는 동시에 몸에서 생성된 독소를 배출하는 임무입니다.

음식을 섞어먹지 않는 것은 매우 중요합니다. 좋은 음식이라도 섞어서 먹으면 독소가 생기고, 이 독소를 처리하기 위해 귀중한 영양소가 소모됩니다. 귀중한 영양소는 간에서 환경호르몬을 해독하는 데에도 사용되기 때문에 음식을 섞어서 먹는다면 환경호르몬을 해독하는 데에 도움이 되지 않습니다.

이것이 비채 다이어트

1. 현미밥을 먹을 때는 한두 가지 반찬으로도 충분합니다.

2. 과일과 야채를 한꺼번에 먹는 것은 좋지 않습니다.

3. 과일도 여러 종류를 한 번에 먹지 않는 것이 좋습니다.

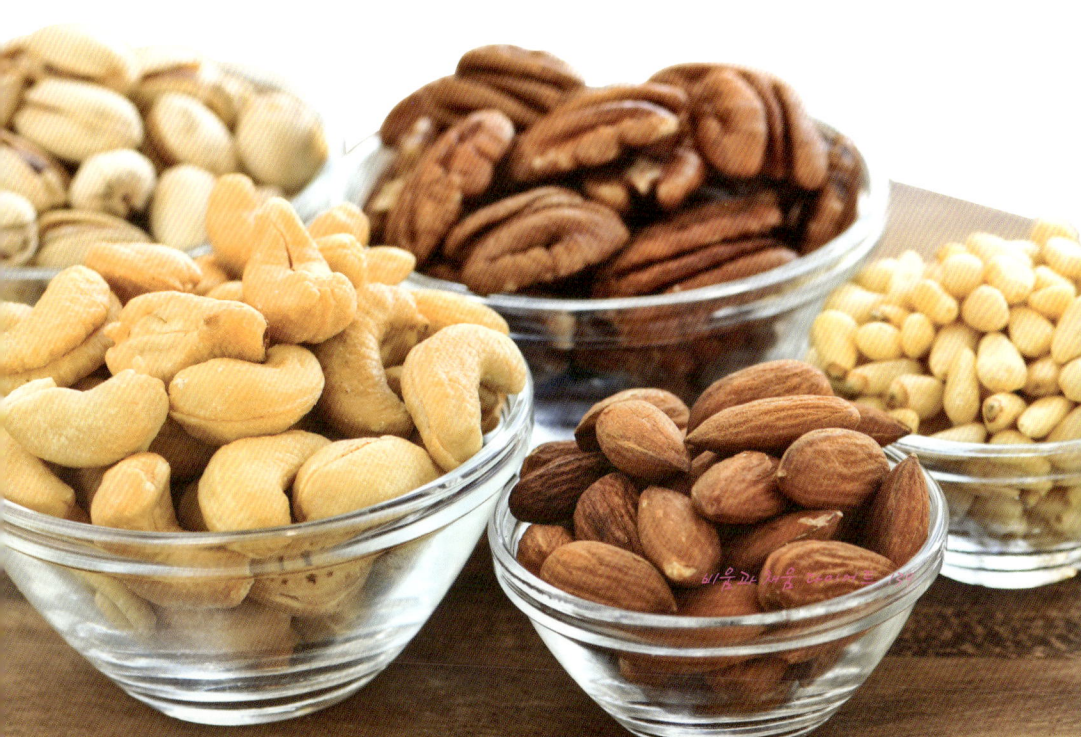

아침식사를 맛있게 하고 저녁식사는 거지에게 주어라

아침식사의 유익에 대한 논쟁은 여전히 뜨겁습니다. 일본의 자연의학자들은 아침식사를 하지 않는 하루 두 끼 식사를 권하는 경향이 있습니다. 이렇게 두 끼 식사를 하면 건강에 도움이 되기는 하지만 최선은 아닙니다. 만약 두 끼 식사를 한다면 저녁식사를 하지 않는 것이 훨씬 좋습니다.

아침식사를 하는 것이 살을 빼는 데 유리합니다. 연구결과에 따르면 아침식사를 해야 하루 동안 먹는 양이 전체적으로 줄어든다고 합니다. 아침식사를 하지 않으면 저녁에 많이 먹게 되고 살이 찔 수밖에 없다는 뜻입니다.

보다 중요한 것은 저녁식사를 하지 않았을 때 독소가 신속하게 제거된다는 것입니다. 저녁식사를 하지 말라는 것은 칼로리 섭취를 줄이기 위해서가 아니라, 독소를 효율적으로 제거하기 위함이라는 것을 잊지 마시기 바랍니다.

이것이 비채 다이어트

1. 아침과 점심을 맛있게 배가 고프지 않게 드세요.

2. 저녁식사를 해야 한다면 가급적 6시 이전에 하세요.

3. 저녁식사를 제철 과일로 대체하는 것이 가장 좋습니다.

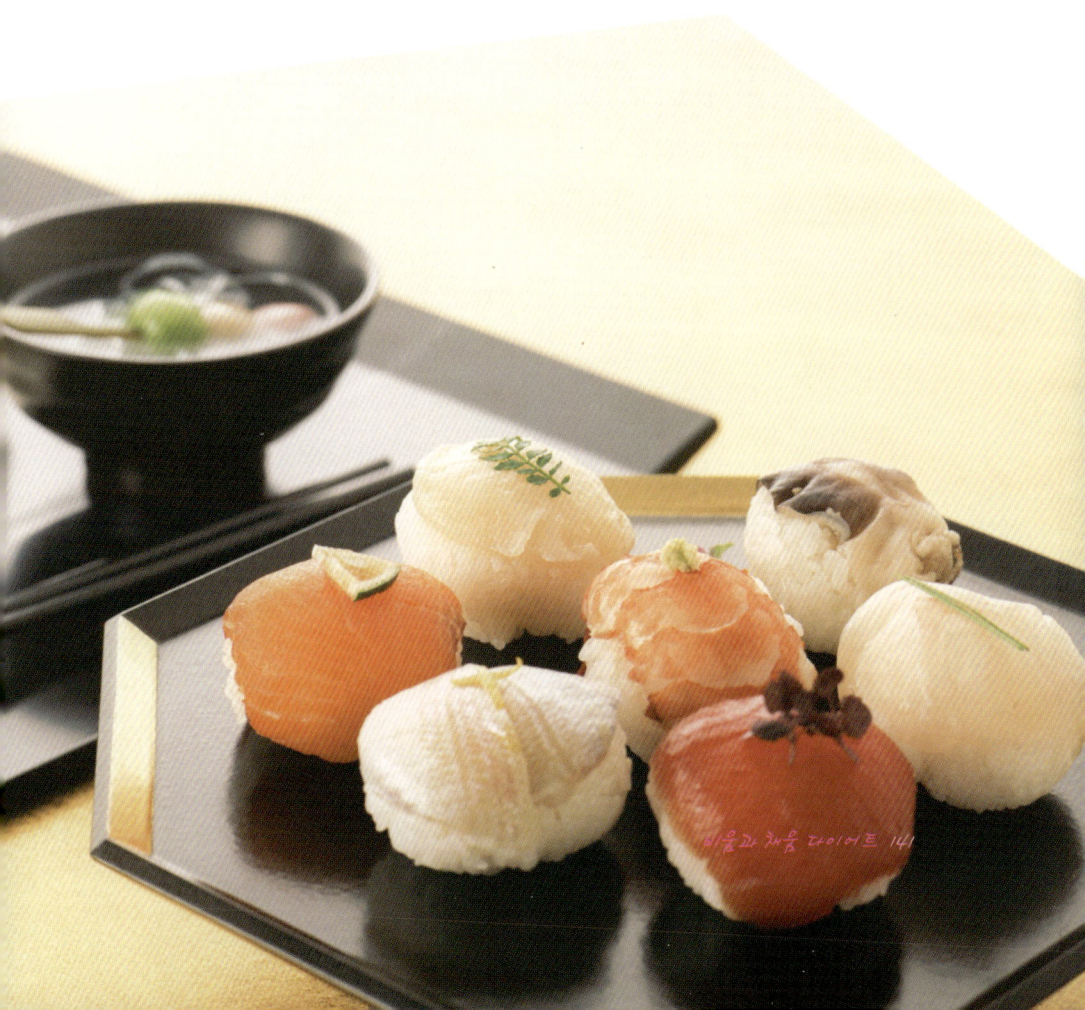

잘 씹지 않을 거라면
먹지 말자

　완벽한 유기농 농산물이라도 공기 중에 있는 환경호르몬의 영향을 받을 수밖에 없습니다. 하물며 일반적인 농산물은 어떻겠습니까? 게다가 가공된 식품에는 독소의 역할을 하는 각종 첨가제가 듬뿍 들어 있습니다.
　하지만 너무 걱정할 필요는 없습니다. 우리에게는 환경호르몬 같은 독소를 제거하는 타액(唾液)이 있으니까요. 음식을 잘 씹어서 먹으면 그만큼 타액이 많이 분비되어 바이러스와 세균은 물론이고 각종 화학물질을 무력화시킬 수 있습니다. 잘 씹어야 하는 것은 입에서부터 독소를 제거하기 위함입니다.
　장점이 또 있습니다. 천천히 꼭꼭 씹으면 만복중추가 자극되어 과식을 막을 수 있고, 잘 씹으면 곧바로 체온으로 소모되는 칼로리의 양이 늘어나기 때문에 비만을 막을 수 있습니다.

이것이 비채 다이어트

1. 어떤 음식이든지 죽이 될 때까지 씹어서 넘기세요. 먹는 양을 생각하지 마시고 씹는 횟수를 생각하시기 바랍니다.

2. 현미밥은 특히 잘 씹어야 합니다. 현미밥을 먹을 때 잘 씹지 않으면 독소제거의 효과가 나타나지 않습니다.

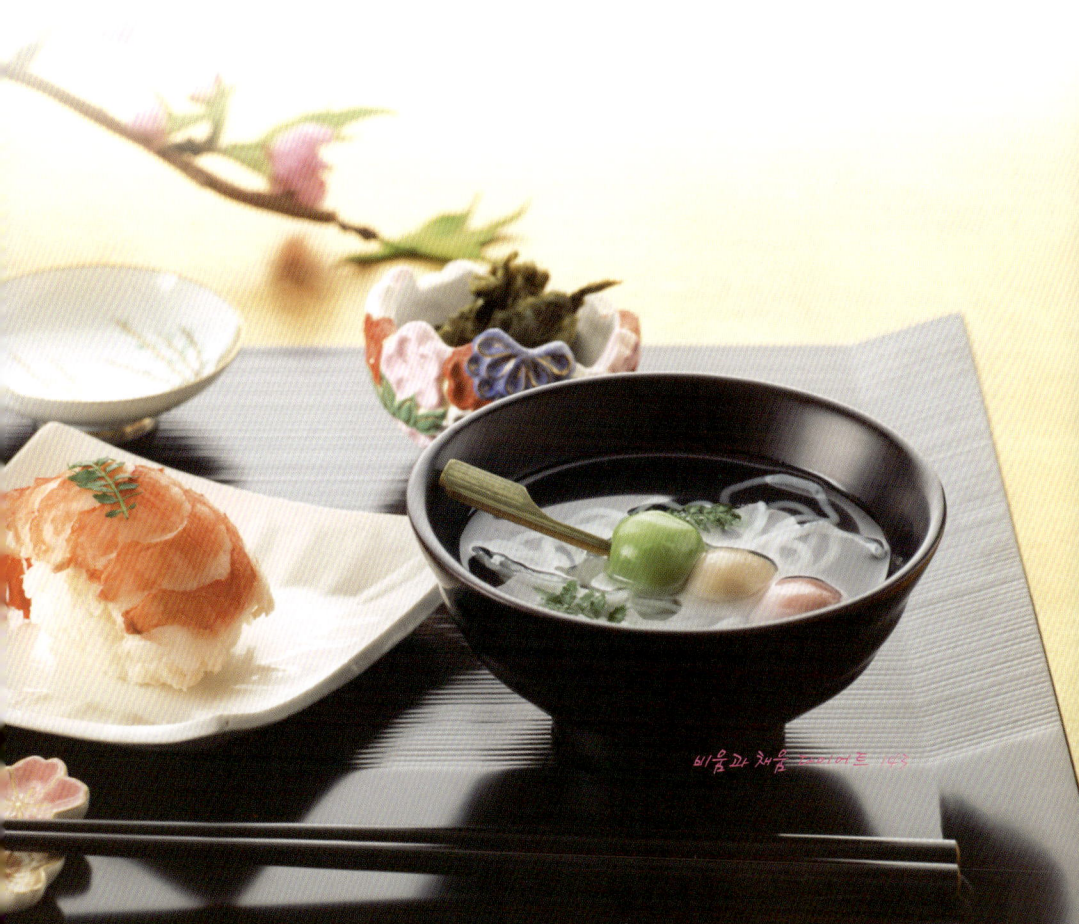

물로 독소를 제거하라

　물을 마셔야 하는 이유는 소변을 통해 배출되는 독소 때문입니다. 지방이 분해되면서 방출되는 독소는 간에서 해독과정을 거친 뒤 일부는 소변으로 일부는 담즙을 거쳐 대변으로 배출됩니다.
　담즙으로 배출되는 독소는 섬유질이 있어야 대변을 타고 몸 밖으로 완전히 나가게 되는데, 말하자면 섬유질이 독소를 쓸어내는 빗자루 역할을 하는 것이죠.
　소변을 통해 나가는 독소도 마찬가지입니다. 섬유질의 역할처럼 물은 독소를 씻어내는 행주의 기능을 합니다. 실로 물이 관여하는 가수분해(加水分解)는 독소를 제거하는 가장 효율적인 방법임에 틀림없습니다.
　이것이 다이어트를 하면서 물을 충분히 마셔야 하는 이유입니다. 만약 물을 충분히 마시지 않는다면 몸 안에 독소가 남게 되어 살이 잘 빠지지 않고 여러 부작용을 일으킵니다.
　실제로 필자를 찾은 53세 남성은 건강상의 이유로 물을 많이 마신 뒤 단기간에 3kg이상 감량되었습니다.

이것이 비채 다이어트

1. 하루에 8잔 이상 순수한 물을 마시는 것이 좋습니다.

2. 미네랄이 균형 있게 들어 있는 물을 마시세요.

3. 식전 30분, 식후 1시간 이외의 시간에 마음껏 드세요.

4. 조금씩 자주 마셔야 위장에 무리가 가지 않습니다.

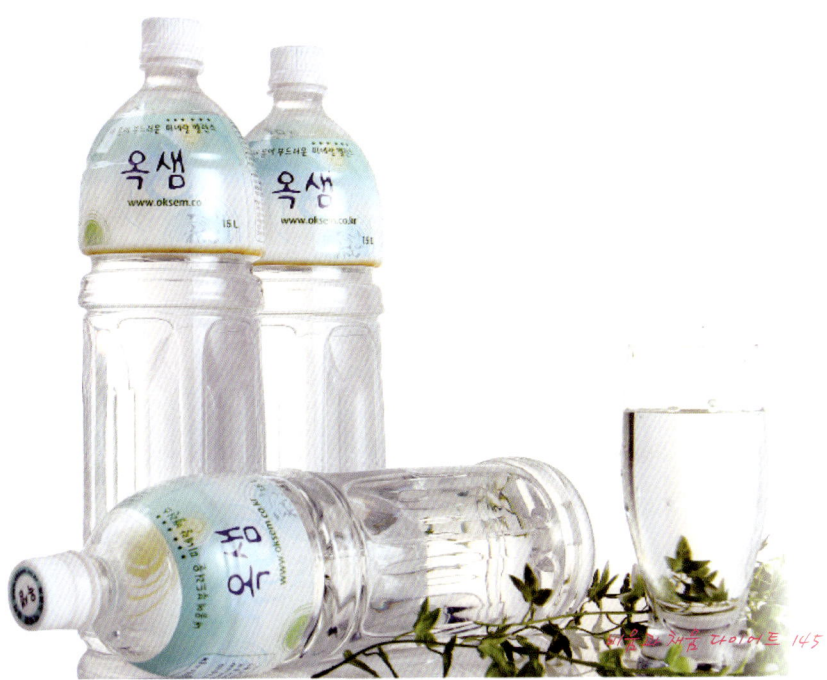

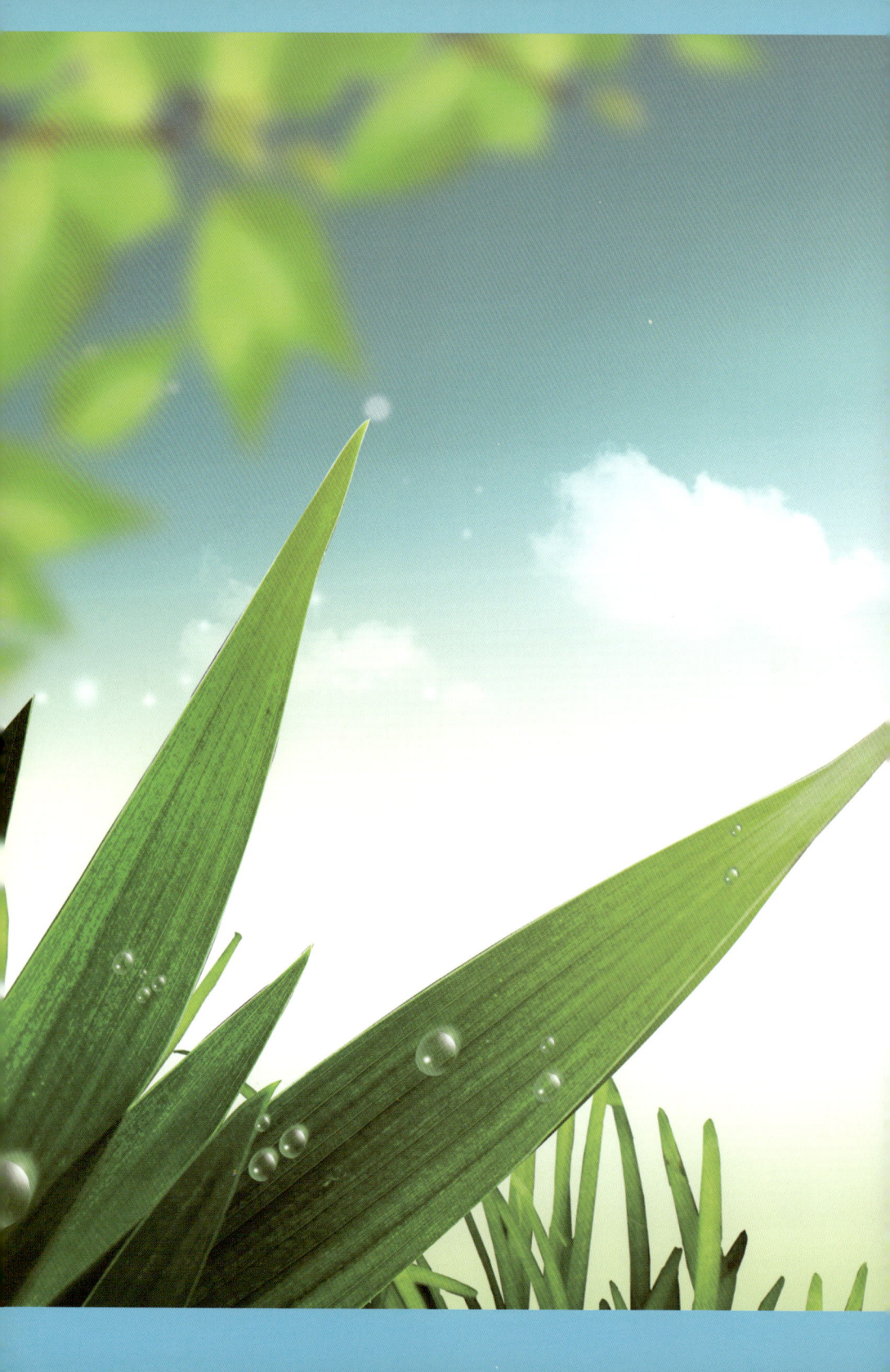

Chapter 8

비채 다이어트 운동

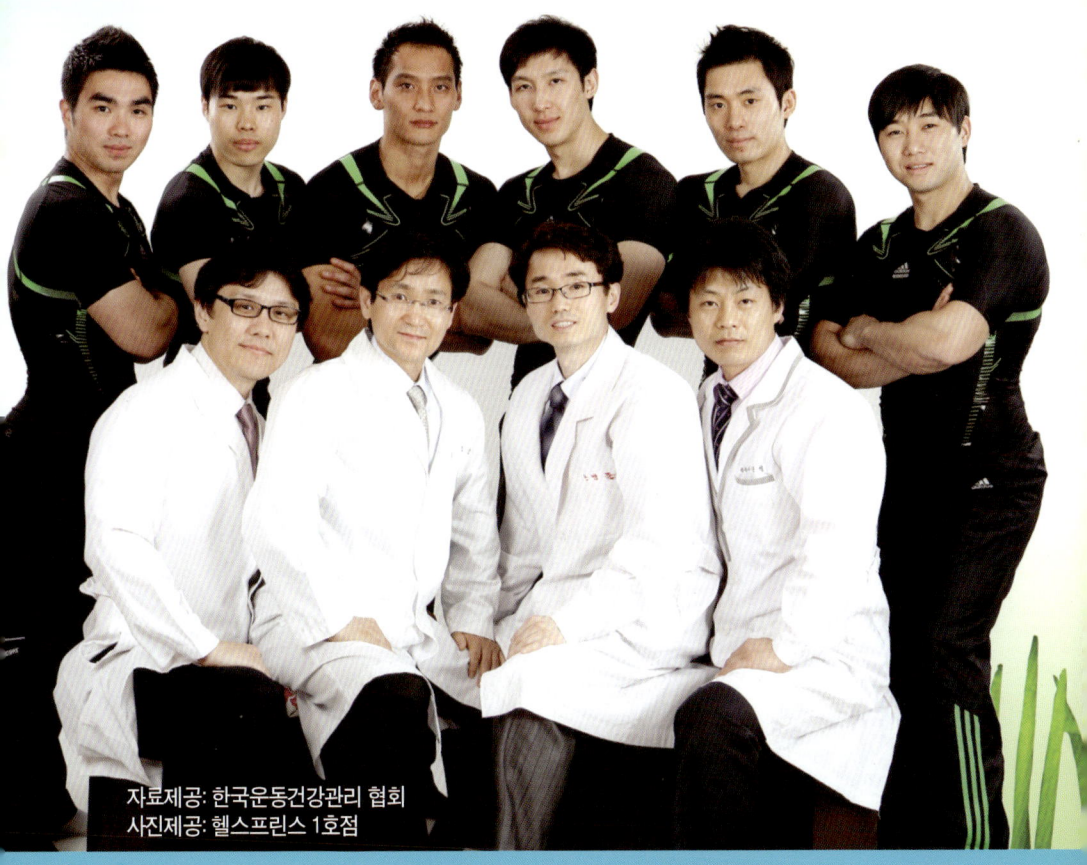

자료제공: 한국운동건강관리 협회
사진제공: 헬스프린스 1호점

비채 운동법은 20가지의 운동을 3파트로 나누어 구성하였습니다. 제 1파트는 근력 및 지구력 운동법으로 근육량을 증가시키고 빠른 지방연소를 도와줍니다. 제 2파트는 짐볼과 밴드를 이용한 운동법으로 근육의 탄력성을 강화하고 예쁜 바디라인을 갖도록 도와줍니다. 제 3파트는 유산소운동법이며 장소와 시간의 제약으로 집안에서 운동해야 할 때 활용할 수 있습니다.

이렇게 활용하세요!

1. 체중감량을 주목적으로 하는 사람

근력운동 1~10번까지 쉬는 시간 없이 1세트로 구성하여 실시하고, 약간의 휴식 후 연이어서 유산소운동(18, 19, 20번)을 실시합니다. 유산소운동을 할 때는 가급적 연달아서 하는 것이 좋고 최소한 20분 정도는 해야 합니다.

2. 근력을 키우면서 다이어트를 하고자 하는 사람

근력운동 1~10번 중에서 상체운동 2~3가지, 하체운동 2~3가지와 유산소운동 2~3가지를 선택하여 실시합니다. 근력운동법은 최소한 각각 3세트 이상 실시하는 것이 좋고, 세트와 세트 사이에는 30초 정도의 휴식시간이 필요합니다. 유산소운동을 할 때는 가급적 연달아서 하는 것이 좋고 최소한 20분 정도는 해야 합니다.

3. 균형 있는 체형을 갖고자 하는 사람

제 2파트의 운동법(짐볼 및 밴드)을 위주로 하되, 제 1파트의 근력운동과 병행하는 것이 좋습니다. 제 1파트와 제 2파트의 운동법 중에서 3~4가지를 선택하여 각각 3세트 이상 실시합니다.

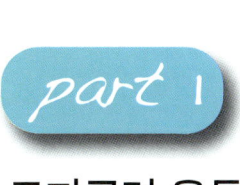

근력 및 근지구력 운동

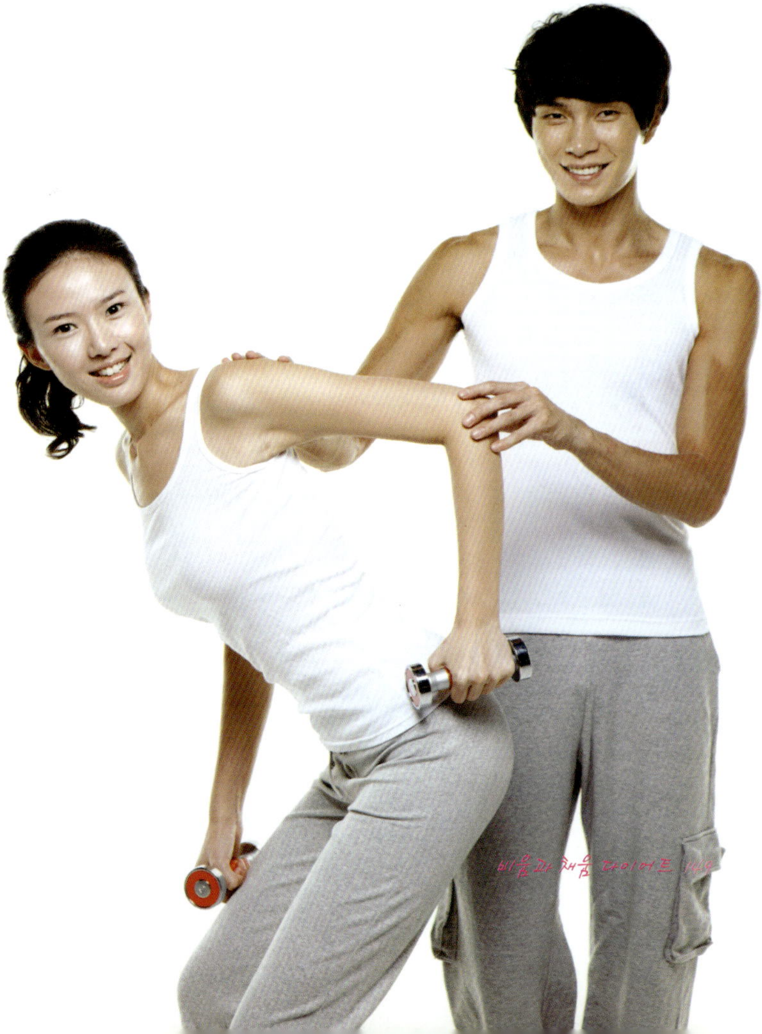

01 덤벨 끌어당기기

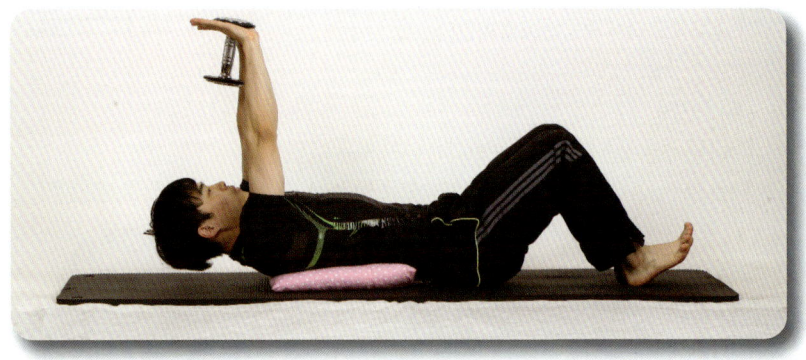

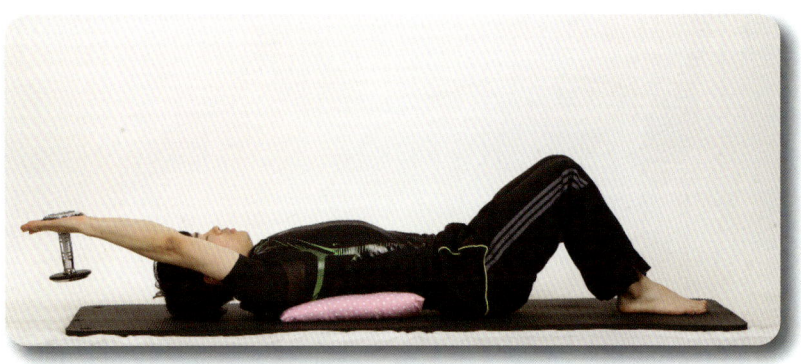

운동방법
1. 매트에 가벼운 쿠션을 깔고 바르게 누워 양쪽 발을 어깨 넓이로 벌린다.
2. 양손 검지와 엄지를 교차시켜 그 사이에 덤벨을 끼우고 팔이 몸통과 수직이 되게 쭉 펴준다.
3. 가슴 위치에서 시작하여 몸통과 직선이 되는 지점까지 내린 후 다시 처음 위치로 돌아온다.
4. 15회 실시한 후 30초간 휴식한다. 이것이 1세트이다.
5. 총 3세트 이상 구성하여 실시한다.

주의사항
1. 너무 높은 쿠션을 사용하면 허리에 무리가 올 수 있다.
2. 팔(상완근)에 최대한 힘을 빼고 가슴으로 당겨준다는 느낌으로 동작을 실시한다.

호흡법
덤벨을 머리 뒤로 내릴 때 들이쉬고 끌어올릴 때 내쉰다.

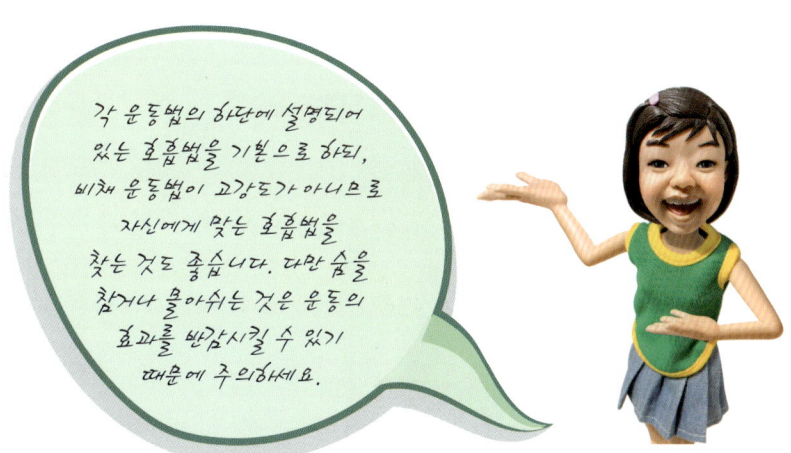

각 운동법의 하단에 설명되어 있는 호흡법을 기본으로 하되, 비채 운동법이 고강도가 아니므로 자신에게 맞는 호흡법을 찾는 것도 좋습니다. 다만 숨을 참거나 몰아쉬는 것은 운동의 효과를 반감시킬 수 있기 때문에 주의하세요.

02 양 어깨로 덤벨 들기

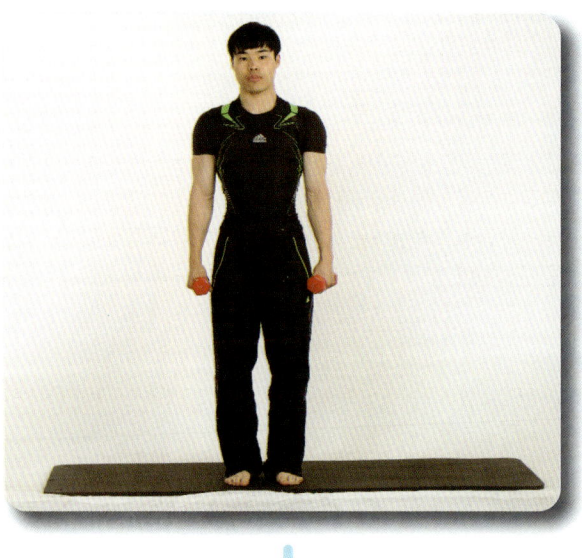

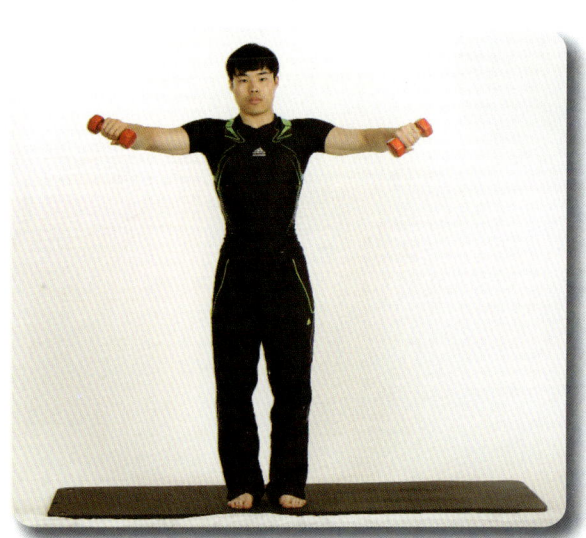

운동방법
1. 양손으로 덤벨을 가볍게 잡는다. 덤벨을 너무 꽉 잡지 않는 것이 중요하다.
2. 팔꿈치를 들어 올린다는 생각으로 덤벨을 들어 올린다.
3. 팔꿈치를 어깨 높이까지 올린 후 처음 자세로 돌아간다.
4. 12회 실시한 후 30초간 휴식한다. 이것이 1세트이다.
5. 총 3세트 이상 구성하여 실시한다.

주의사항
1. 어깨관절은 운동 방향이 다양하고 여러 종류의 근육이 몰려 있기 때문에 집중하지 않으면 목표한 운동의 효과를 얻을 수 없다.
2. 적당한 무게의 덤벨을 선택하는 것이 중요하다. 무게가 맞지 않으면 목 근육(승모근)에 피로를 유발한다.

호흡법
숨을 들이쉰 상태로 시작하여 어깨를 올릴 때 내쉬고 내릴 때 다시 들이쉰다.

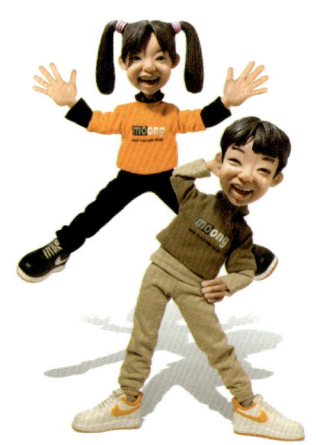

03 누워서 덤벨 머리 뒤로 내리기

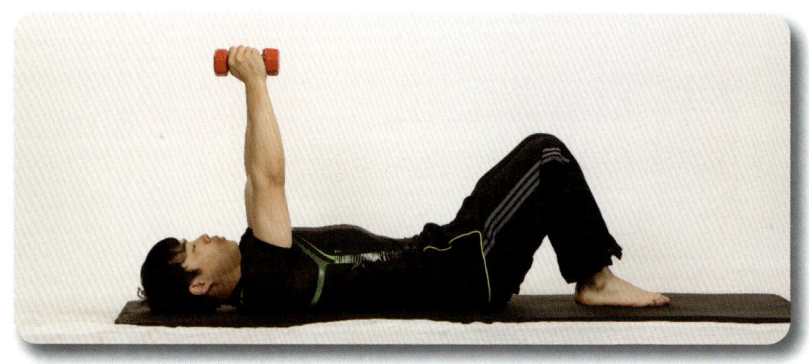

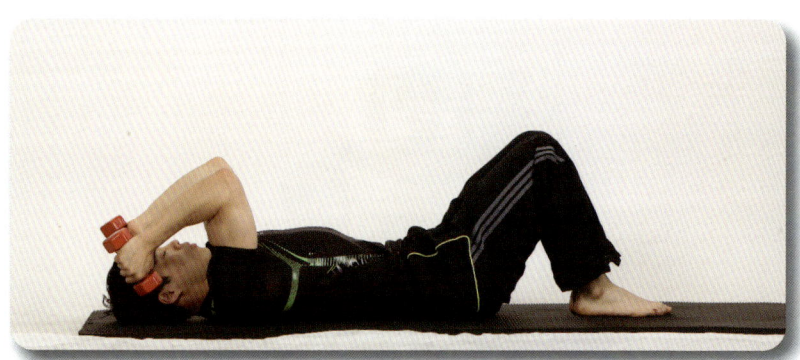

운동방법
1. 매트에 바르게 누워 양발을 어깨 넓이로 벌린다.
2. 양손에 덤벨 하나씩 잡고 팔을 쭉 펴서 가슴과 팔이 수직이 되게 한다.
3. 어깨를 움직이지 말고 팔꿈치만 굽혀서 덤벨을 머리 뒤쪽으로 넘긴 후 다시 처음 자세로 돌아온다.
4. 12회 실시한 후 30초간 휴식한다. 이것이 1세트이다.
5. 총 3세트 이상 구성하여 실시한다.

주의사항
1. 어깨관절을 고정시켜 움직이지 않게 하는 것이 중요하다. 팔꿈치를 굽힐 때 어깨관절이 움직이면 운동의 효과가 감소된다.

호흡법
머리 뒤로 덤벨을 내릴 때 들이쉬고 들어 올릴 때 내쉰다.

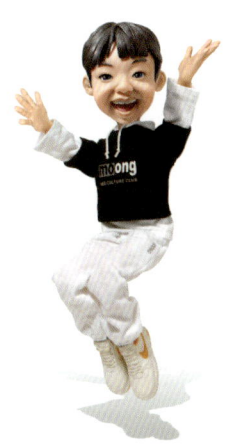

04 덤벨 들고 팔 모으기

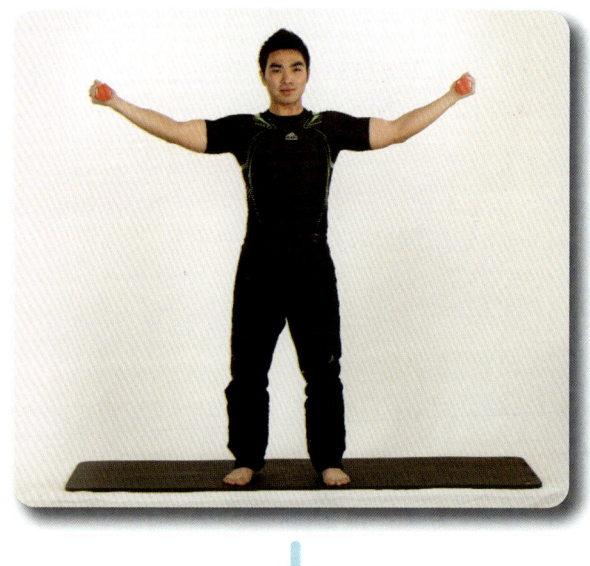

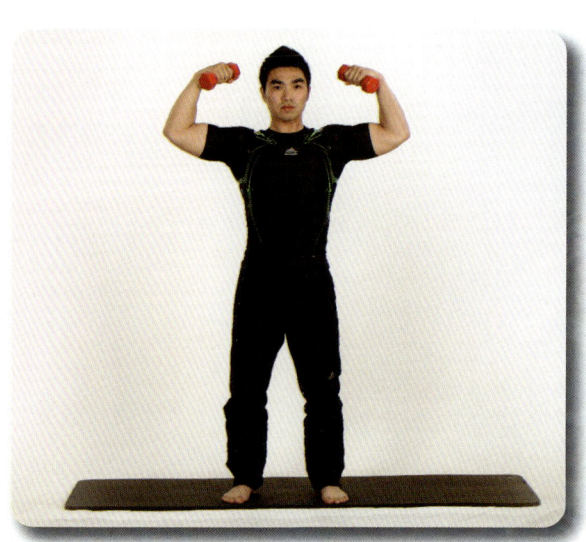

운동방법
1. 바르게 선 자세로 덤벨을 양손에 하나씩 잡고 옆으로 팔을 들어 올려 어깨 높이에 맞춘다.
2. 손바닥 면이 하늘을 향하게 하여 덤벨을 잡아야 한다.
3. 팔꿈치를 살짝 굽힌 상태에서 시작하여 팔꿈치를 완전히 굽혔다가 다시 시작 자세로 돌아온다.
4. 15회 실시한 후 30초간 휴식한다. 이것이 1세트이다.
5. 총 3세트 이상 구성하여 실시한다.

주의사항
1. 운동 중에 어깨가 밑으로 떨어지지 않도록 주의한다.
2. 가벼운 덤벨로 반복적으로 운동하는 것이 좋다.

호흡법
숨을 들이쉰 상태에서 시작하여 팔꿈치를 굽히면서 내쉬고 팔꿈치를 펴면서 다시 들이쉰다.

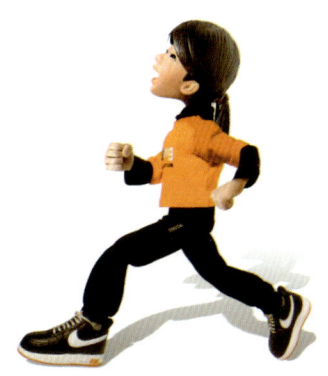

05 엎드려서 덤벨 뒤로 들기

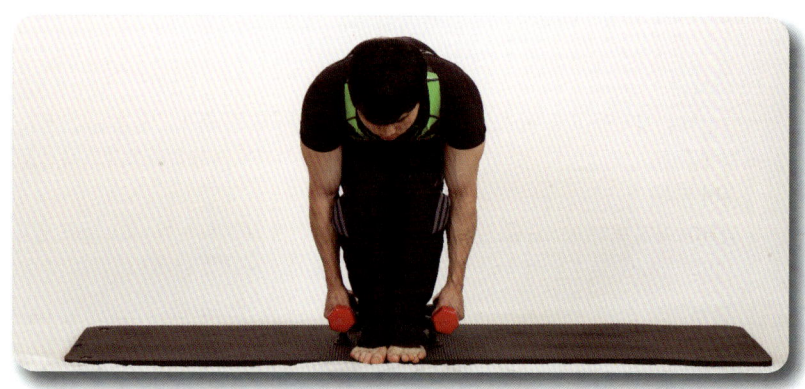

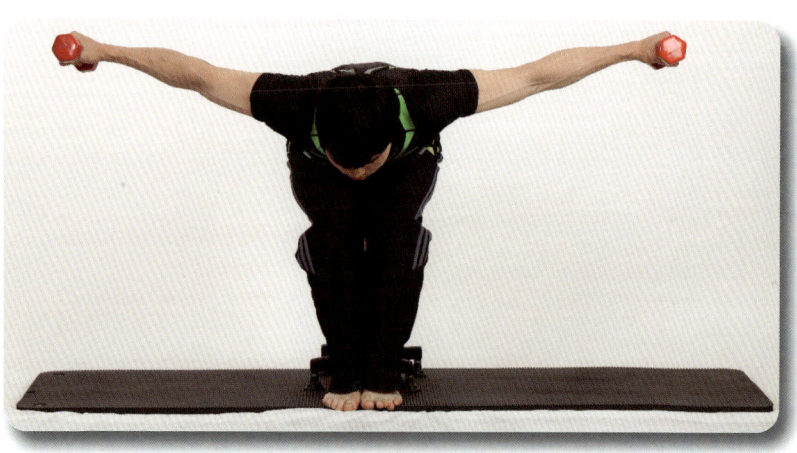

운동방법

1. 벤트자세(허리를 곧게 편 상태로 상체를 숙이는 자세)로 의자에 앉는다. 덤벨을 양손에 하나씩 잡고 팔은 양쪽 다리 옆으로 편안하게 뻗는다.
2. 어깨 높이까지 팔을 들어 올렸다가 천천히 시작 자세로 돌아온다.
3. 12회씩 실시한 후 30초간 휴식한다. 이것이 1세트이다.
4. 총 3세트 이상 구성하여 실시한다.

주의사항

1. 팔꿈치 관절에 무리를 주지 않으려면 팔꿈치를 약간 구부린 상태로 운동해야 한다.
2. 상체를 최대한 굽힌 자세여야 하며, 덤벨을 어깨 높이까지 들어 올려야 효과적인 운동이 된다.
3. 양팔이 어깨 높이까지 도달하면 일직선(위에서 보았을 때)이 되어야 한다. 만약 팔이 머리나 엉덩이 쪽으로 치우치면 목적한 운동의 효과를 얻을 수 없다.

호흡법

숨을 들이쉰 상태에서 시작하여 어깨를 올리면서 내쉬고 어깨를 내리면서 다시 들이쉰다.

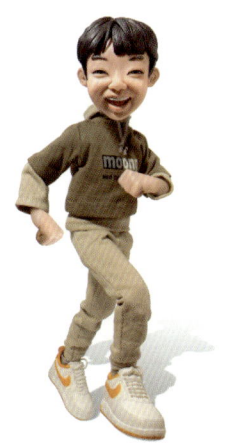

06 앉았다 일어나기

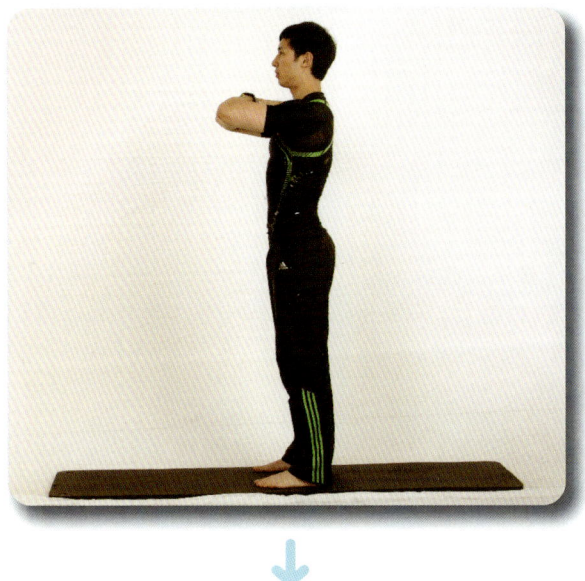

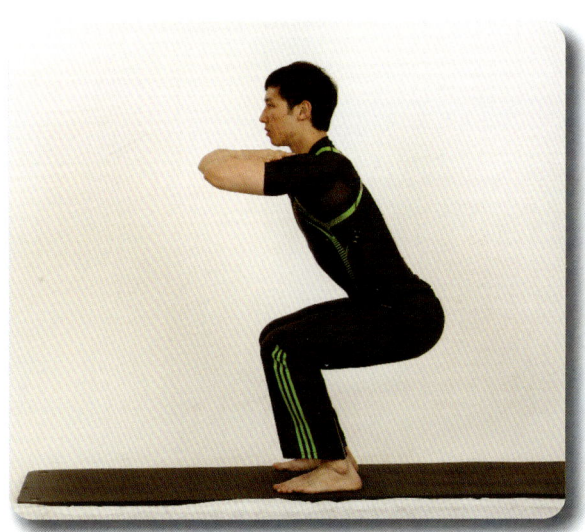

운동방법
1. 팔짱을 끼고 바르게 선 자세에서 어깨 넓이로 발을 벌린다(발끝을 약간 바깥으로 향하게 한다).
2. 천천히 무릎을 굽혀 기마자세로 멈춘다. 이때 허리가 구부러지지 않게 하는 것이 중요하다.
3. 기마자세에서 잠시 멈춘 뒤 시작 자세로 돌아온다.
4. 20회 실시한 후 1분간 휴식한다. 이것이 1세트이다.
5. 총 3세트 이상 구성하여 실시한다.

주의사항
1. 무릎이 앞으로 쏠리면 근육에 힘이 실리지 않고 관절에 무리가 오므로 주의해야 한다.
2. 앉았다 일어날 때 양쪽 무릎이 서로 모아지면 안 된다.

호흡법
무릎을 굽히면서 들이쉬고 시작 자세로 돌아오면서 내쉰다.

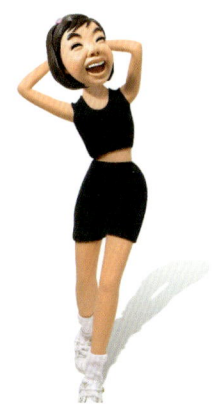

07 한발 벌려 앉기

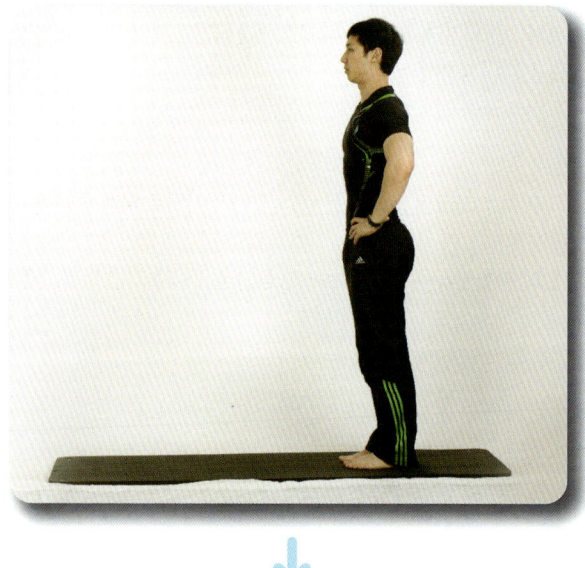

↓

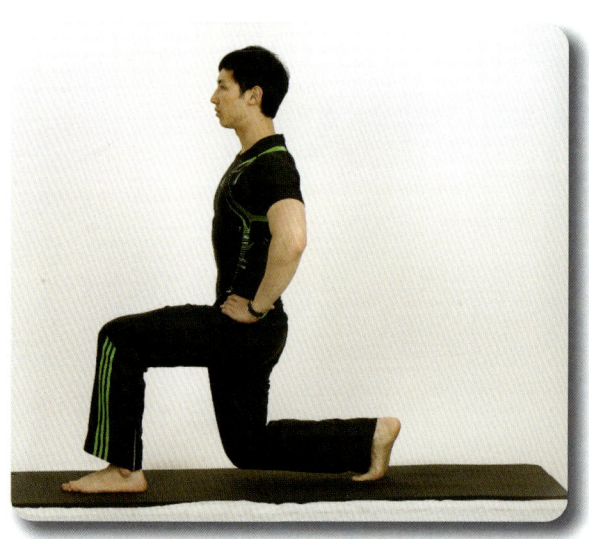

운동방법
1. 양쪽 발끝을 붙이고 바르게 선다. 손은 자연스럽게 허리에 올린다.
2. 한쪽 발을 한 발짝 앞으로 뻗고 양쪽 무릎을 바닥과 직각이 될 정도로 굽힌다. 이때 앞쪽 무릎은 발끝을 넘어가지 않아야 하며, 뒤쪽 무릎은 바닥에 닿지 않아야 한다.
3. 위와 같은 자세를 잠시 유지한 후 시작 자세로 돌아온다.
4. 오른쪽 10회, 왼쪽 10회 실시한 후 30초간 휴식한다. 이것이 1세트이다.
5. 총 3세트 이상 구성하여 실시한다.

주의사항
1. 앞쪽보다 뒤쪽 다리의 운동 효과를 얻기 위한 것이므로 무게 중심을 약간 뒤쪽으로 하는 것이 좋다.
2. 앞쪽 무릎이 발끝을 넘어가거나 무게 중심이 앞으로 쏠리면 무릎 관절에 손상이 올 수 있다.

호흡법
무릎을 굽히면서 들이쉬고 시작 자세로 돌아오면서 내쉰다.

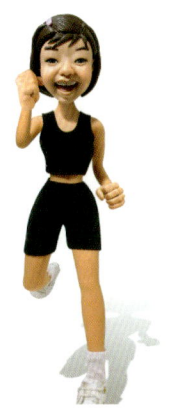

08 누워서 옆으로 다리 들기

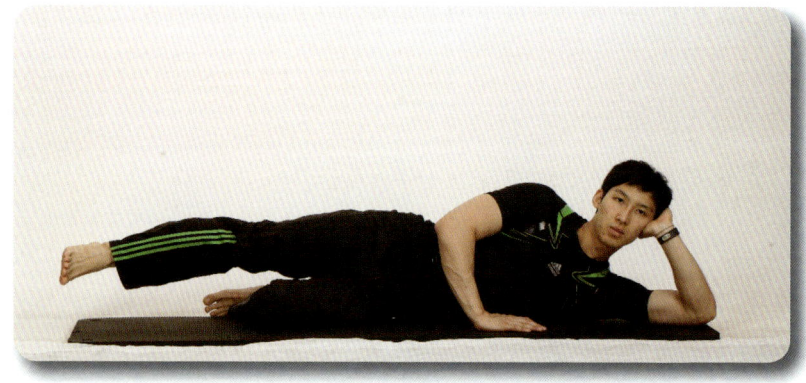

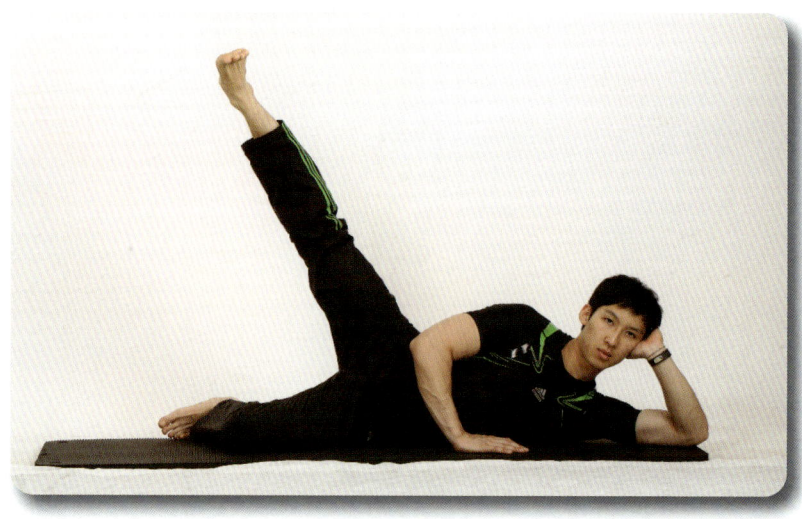

운동방법
1. 매트에 옆으로 누워 머리부터 발끝까지 몸을 일자로 만든다. 밑에 있는 다리는 무릎을 지각으로 굽히고, 위에 있는 다리는 곧게 편다.
2. 위쪽 다리를 옆으로 천천히 올렸다가 내리기를 반복한다. 이때 운동의 속도는 일정해야 한다.
3. 반대쪽 옆으로 누워 동일한 방법으로 실시한다.
4. 각 방향으로 20회씩 실시한 후 30초간 휴식한다. 이것이 1세트이다.
5. 총 3세트 이상 구성하여 실시한다.

주의사항
1. 고관절이 유연하지 않다면 다리를 너무 높게 올리지 말아야 한다.
2. 다리를 내릴 때 지긋이 버티면서 내려야만 운동의 효과가 나타난다.

호흡법
숨을 들이쉰 상태에서 시작하여 다리를 올리면서 내쉬고 다리를 내리면서 다시 들이쉰다.

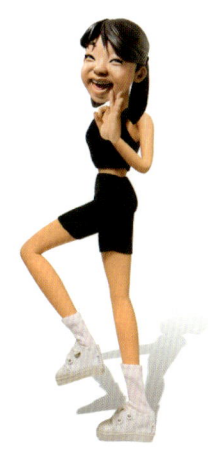

09 덤벨 들고 옆으로 숙이기

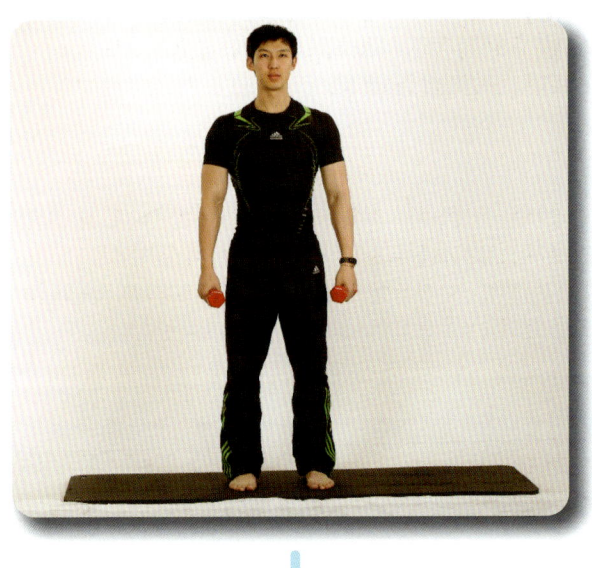

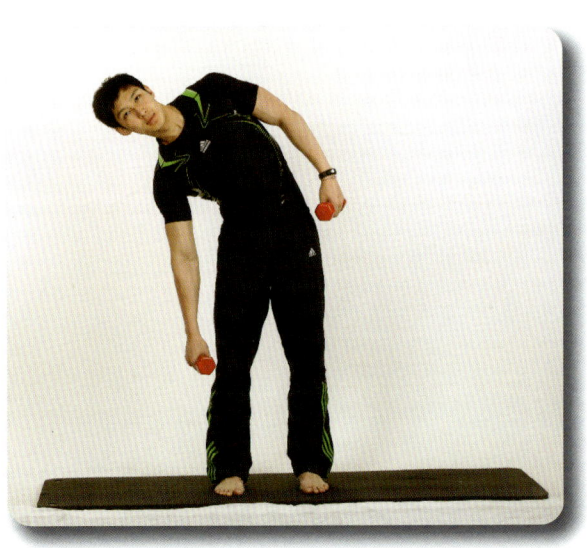

운동방법
1. 양쪽 또는 한쪽에 덤벨을 들고 바르게 선다. 발은 어깨 넓이로 벌려준다.
2. 상체를 한쪽 옆으로 굽히되 반대쪽 옆구리 근육이 최대한 늘어나는 느낌이 들 때까지 굽힌다.
3. 처음 자세로 돌아온 후 다시 반대쪽도 동일한 방법으로 실시한다.
4. 각 방향을 15회씩 실시한 후 30초간 휴식한다. 이것이 1세트이다.
5. 총 3세트 이상 구성하여 실시한다.

주의사항
1. 양손에 덤벨을 들었을 때는 좌우측 교대로 1회씩 반복하고, 한손에만 덤벨을 들었을 때는 한쪽으로 15회를 실시한 후 반대쪽도 15회 실시한다.
2. 옆구리 근육을 늘리는 운동이므로 골반은 고정되어야 한다. 만약 골반이 빠지는 동작(엉덩이로 이름쓰기 동작)이 나타나면 운동의 효과는 없다.

호흡법
숨을 들이쉰 상태에서 시작하여 좌우측으로 굽힐 때 내쉬고 시작 자세로 돌아오면서 다시 들이쉰다.

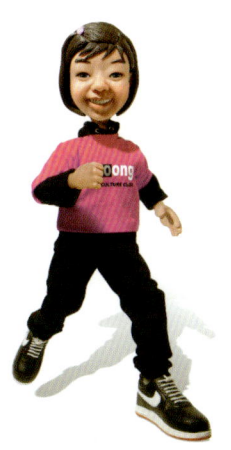

10 앉아서 몸통 비틀기

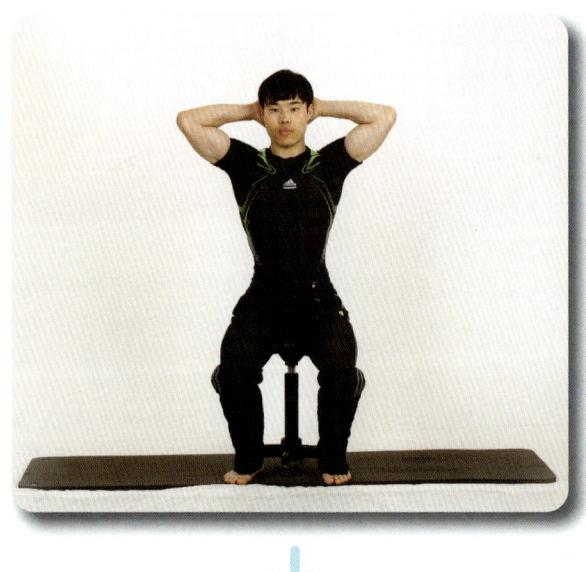

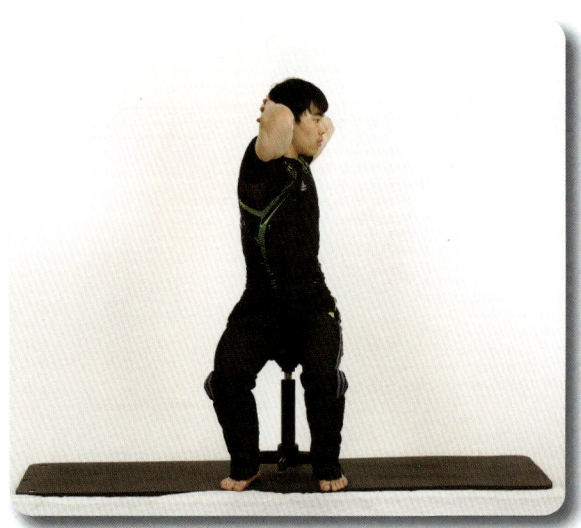

운동방법
1. 편한 의자에 바르게 앉는다.
2. 허리를 곧게 펴고 양팔을 머리 뒤로 올려 균형을 잡는다.
3. 상체를 한쪽으로 최대한 비튼다. 동일한 속도로 시작 자세로 돌아온 후 반대쪽도 동일한 방법으로 실시한다.
4. 각 방향 15회씩 실시한 후 30초간 휴식한다. 이것이 1세트이다.
5. 총 3세트 이상 구성하여 실시한다.

주의사항
1. 허리를 구부린 상태로 실시하면 목표한 근육을 자극할 수 없기 때문에 최대한 허리를 곧게 펴준다.
2. 저항이 없는 운동이기 때문에 상체를 최대한 비틀어서 자극점을 찾아야 한다.

호흡법
숨을 들이쉰 상태에서 시작하여 좌우로 몸을 틀 때 내쉬고 시작 자세로 돌아올 때 다시 들이쉰다.

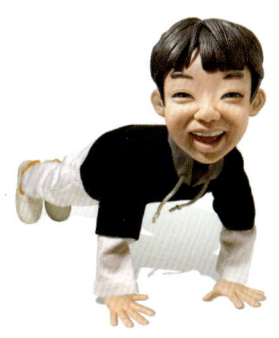

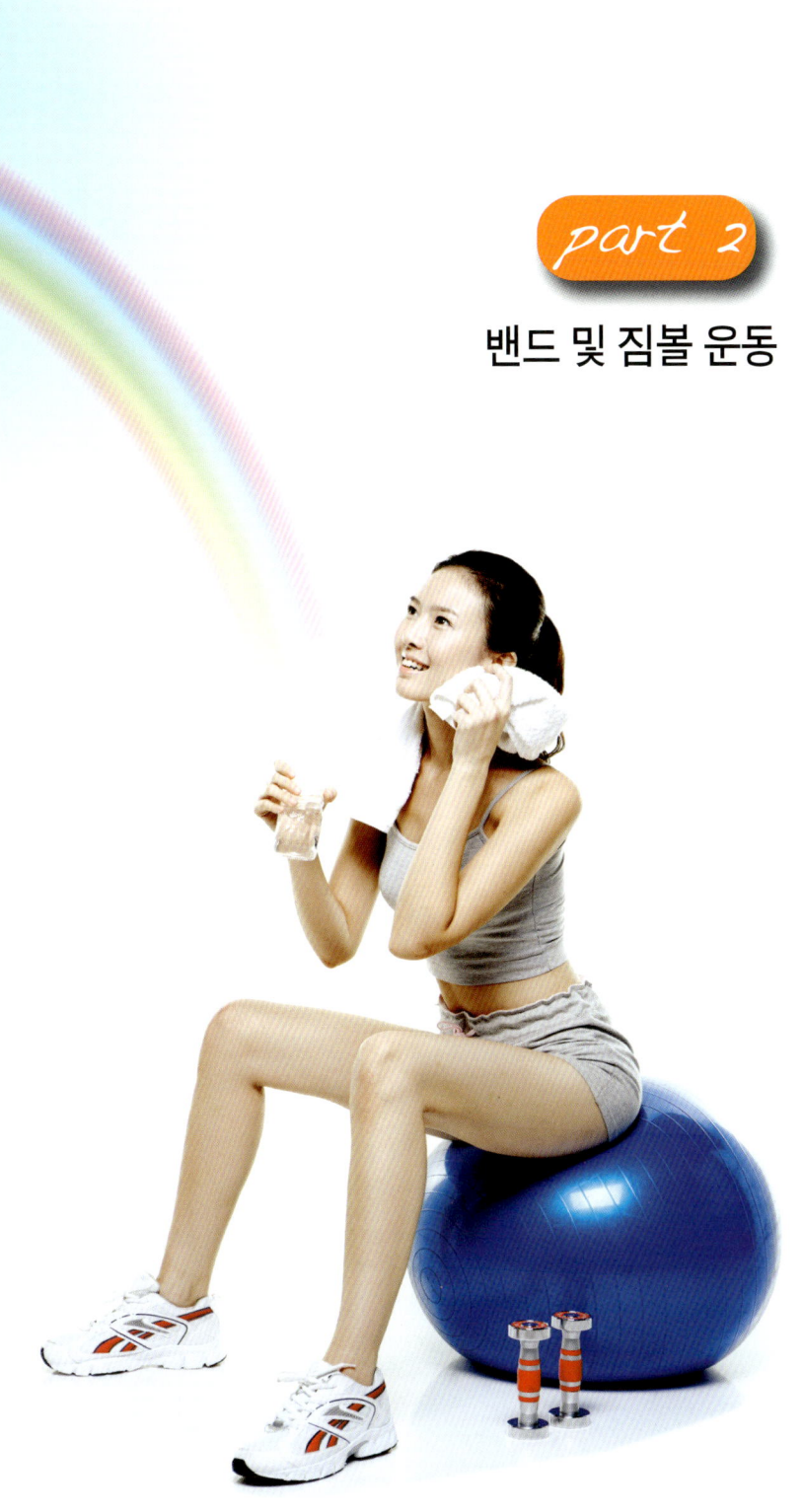

part 2

밴드 및 짐볼 운동

11 팔로 밴드 당기기

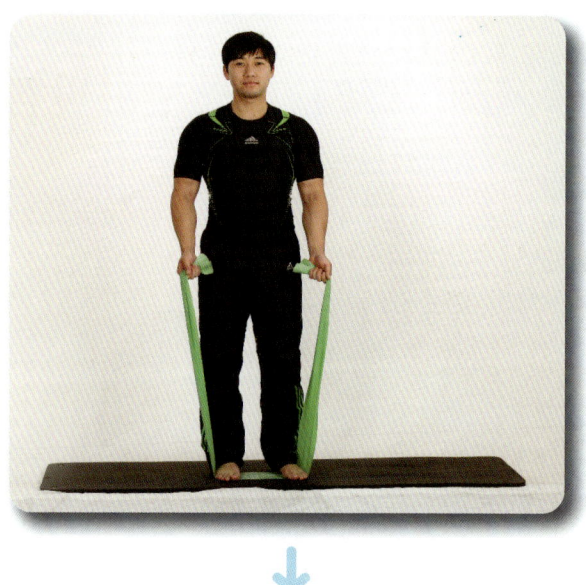

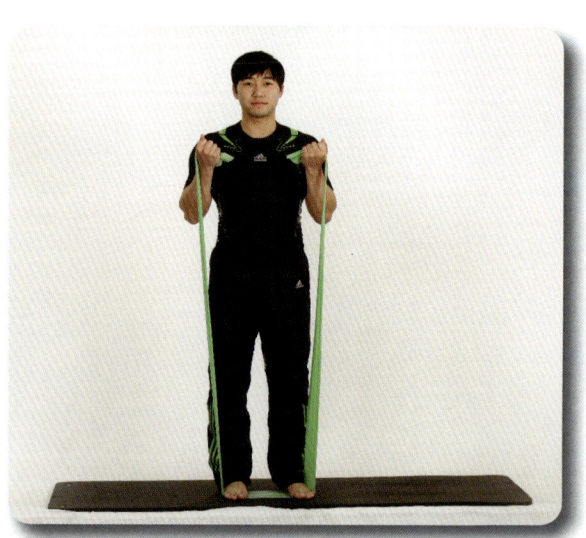

운동방법
1. 바르게 서서 어깨 넓이로 발을 벌린다. 양쪽 발로 밴드를 밟고 양 손으로 밴드를 잡는다(손바닥이 하늘을 향하게).
2. 팔을 옆구리에 붙인 채로 팔꿈치를 굽혀 밴드를 당겨 올렸다가 천천히 시작 자세로 돌아온다.
3. 15회 실시한 후 30초간 휴식한다. 이것이 1세트이다.
4. 총 3세트 이상 구성하여 실시한다.

주의사항
1. 어깨를 고정시켜 팔과 몸통이 평행을 이룬 상태에서 팔꿈치를 굽혀야 운동의 효과가 나타난다.
2. 팔꿈치가 몸에서 떨어지거나 앞뒤로 이동할 경우 목표한 운동의 효과를 기대할 수 없다.

호흡법
숨을 들이쉰 상태에서 시작하여 밴드를 잡아당길 때 내쉬고 시작 자세로 돌아갈 때 다시 들이쉰다.

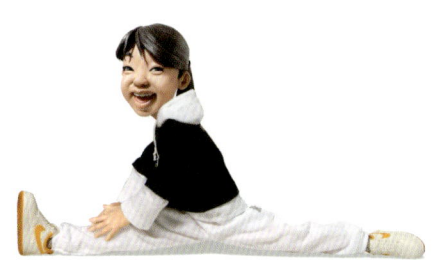

12 밴드 걸고 다리 뒤로 밀기

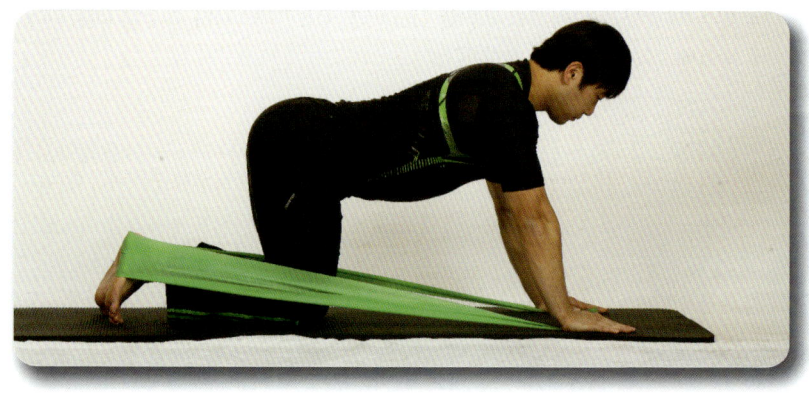

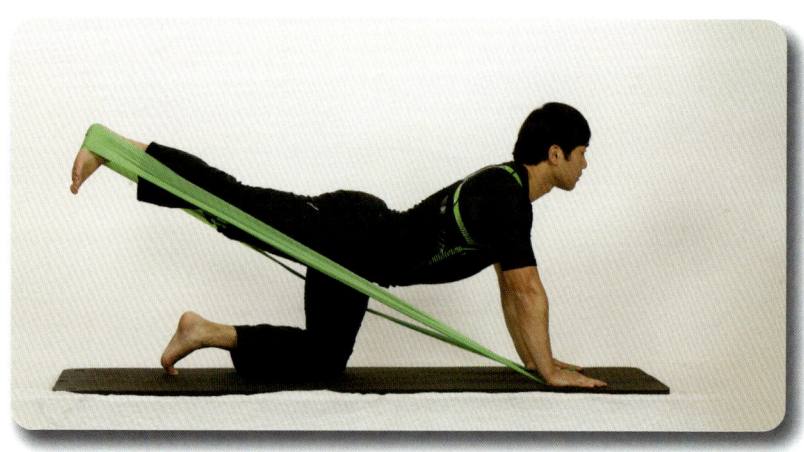

운동방법
1. 팔과 무릎을 어깨 넓이로 벌리고 고양이 자세로 엎드린다.
2. 한쪽 발에 밴드 중간 부분을 감고 밴드의 끝은 양쪽 손으로 눌러 빠지지 않도록 한다.
3. 밴드에 감긴 다리를 쭉 펴면서 상체와 머리는 활처럼 뒤로 젖힌다. 최대로 젖힌 지점에서 2초 정도 유지한 다음 시작 자세로 돌아온다.
4. 우측 다리 20회, 좌측 다리 20회를 실시한 후 30초간 휴식한다. 이것이 1세트이다.
5. 총 3세트 이상 구성하여 실시한다.

주의사항
1. 시작 자세로 되돌아올 때 무릎이 너무 안쪽으로 들어오지 않도록 주의해야 한다.

호흡법
숨을 들이쉰 상태에서 시작하여 다리를 뻗으면서 내쉬고 시작 자세로 돌아오면서 다시 들이쉰다.

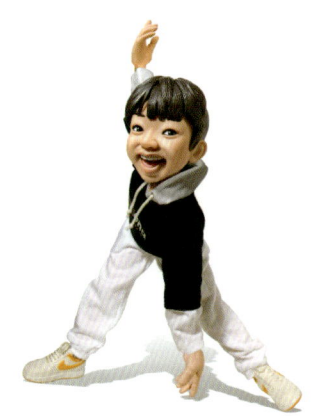

13 밴드로 가슴 열기

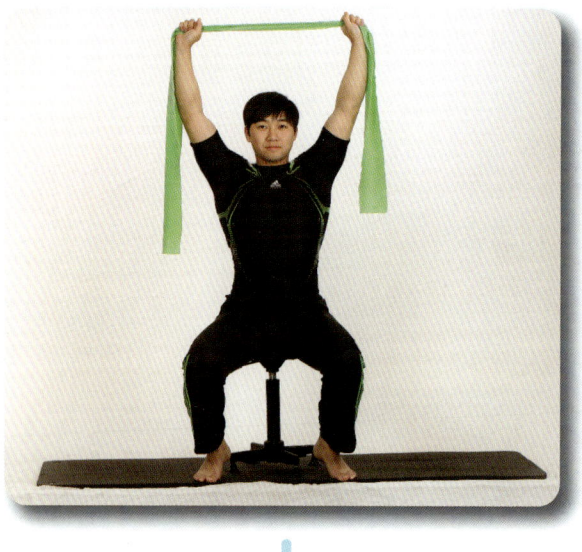

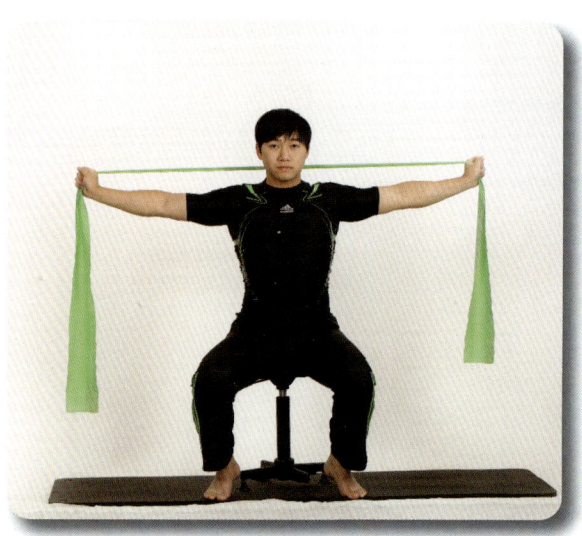

운동방법
1. 허리를 곧게 펴고 의자에 앉는다. 양반다리를 하고 바닥에 앉아도 된다.
2. 양쪽 손으로 밴드를 잡고 '만세' 동작을 한다.
3. 밴드를 잡아당기면서 팔과 어깨가 수평이 될 때까지 내린다. 1초 정도 유지한 후 시작 자세로 돌아온다.
4. 12회 실시한 후 30초간 휴식한다. 이것이 1세트이다.
5. 총 3세트 이상 구성하여 실시한다.

주의사항
1. 허리와 목을 곧게 펴고 해야 운동의 효과를 얻을 수 있다.
2. 좌우측 팔의 균형이 무너지지 않도록 같은 힘으로 잡아 당겨야 한다.

호흡법
숨을 들이쉰 상태에서 시작하여 밴드를 당길 때 내쉬고 시작 자세로 돌아올 때 다시 들이쉰다.

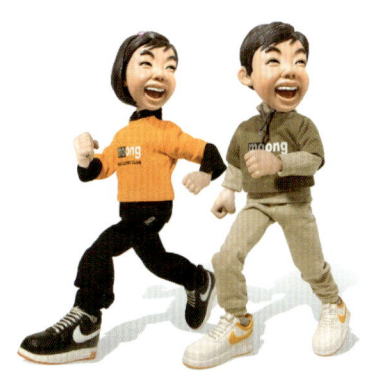

14 밴드 잡고 허리 들기

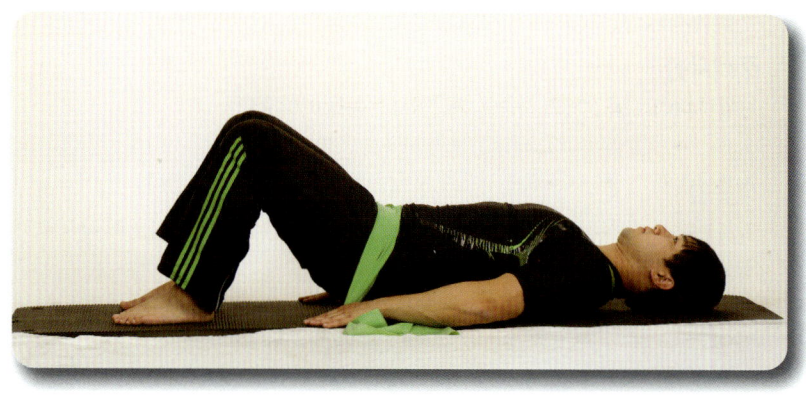

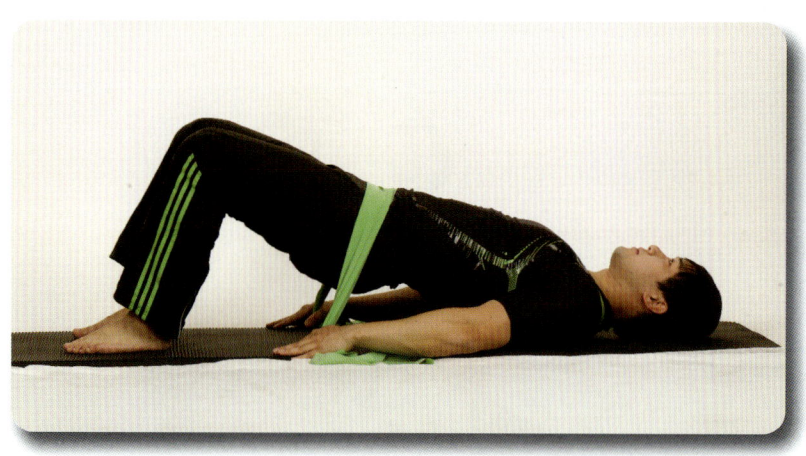

운동방법
1. 무릎을 세우고 매트에 눕는다. 밴드로 배를 감싸고 양쪽 손으로 밴드를 바닥에 고정시킨다.
2. 허리를 들어 2초 정도 유지하고 시작 자세로 돌아온다.
3. 15회 실시한 후 30초간 휴식한다. 이것이 1세트이다.
4. 총 3세트 이상 구성하여 실시한다.

주의사항
1. 팔과 다리로 몸 전체의 하중을 버티면서 운동을 해야 한다.

호흡법
숨을 들이쉰 상태에서 시작하여 허리를 들 때 내쉬고 시작 자세로 돌아올 때 다시 들이쉰다.

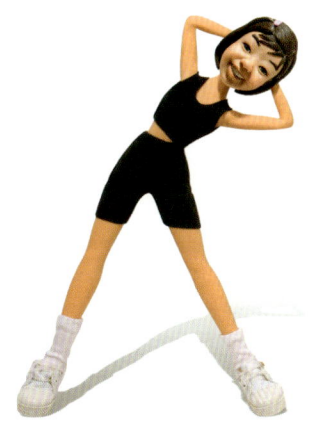

15 짐볼에 누워 상체 구부리기

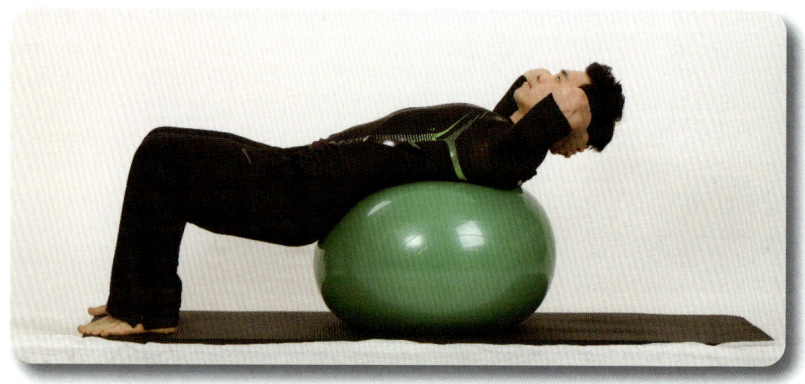

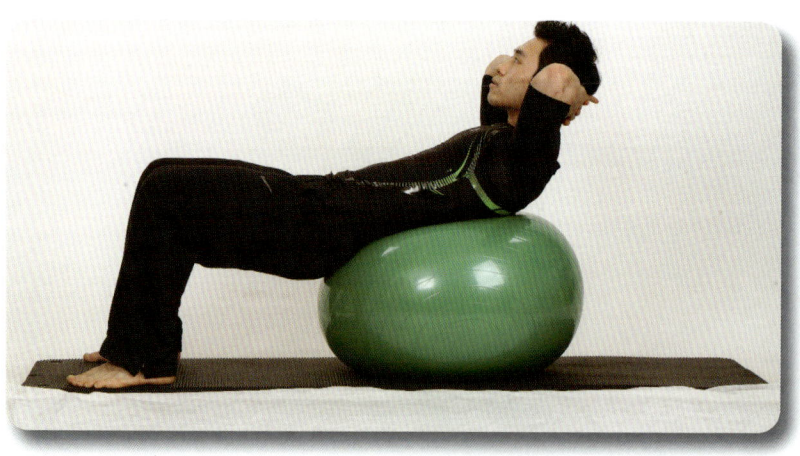

운동방법

1. 짐볼에 등의 중앙을 대고 반듯한 자세로 눕는다.
2. 허벅지와 엉덩이, 아랫배는 바닥과 평행이 되도록 하고 발을 골반 넓이로 벌린다. 손은 머리 뒤에서 깍지를 낀다.
3. 상체를 들어 올려 웅크렸다가 다시 시작 자세로 돌아온다. 이때 허리가 짐볼에서 떨어지지 않아야 한다.
4. 가능한 횟수만큼 실시한 후 1분간 휴식한다. 이것이 1세트이다.
5. 총 3세트 이상 구성하여 실시한다.

주의사항

1. 발이 바닥에서 떨어지지 않게 주의한다.
2. 허벅지와 엉덩이는 움직이지 않아야 한다.
3. 상체를 들어 올릴 때 손으로 머리를 잡아당기면 안 된다.

호흡법

숨을 들이쉰 상태에서 시작하여 상체를 구부릴 때 내쉬고 시작 자세로 돌아올 때 다시 들이쉰다.

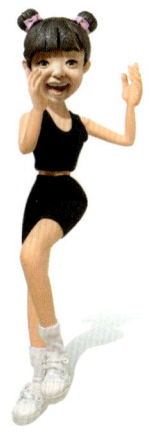

16 짐볼에 엎드려 다리 들어주기

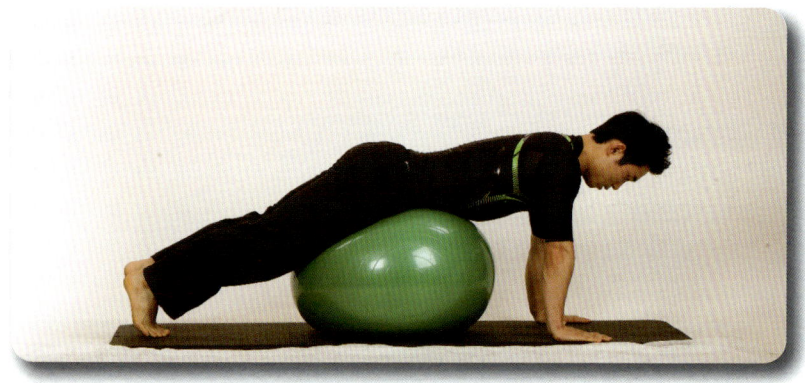

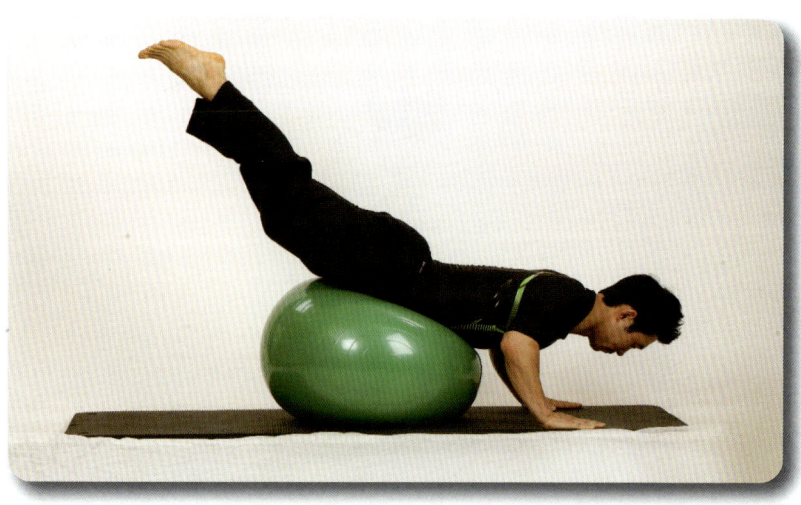

운동방법
1. 짐볼의 중심에 배꼽을 대고 엎드린다. 팔은 어깨 넓이로 벌리고 무릎은 곧게 펴서 손과 발이 바닥에 닿게 한다.
2. 무게 중심을 앞쪽으로 옮기면서 바닥에서 발을 떼고 팔꿈치를 굽힌다. 이때 무릎과 엉덩이, 허리는 수평으로 쭉 펴야 한다.
3. 동작을 마친 후 다리를 내리고 시작 자세로 돌아온다.
4. 10회 실시한 후 30초간 휴식한다. 이것이 1세트이다.
5. 총 3세트 이상 구성하여 실시한다.

주의사항
1. 무릎을 굽히거나 손을 바닥에서 떼지 않도록 한다.
2. 발을 들어 올릴 때 몸의 중심이 흐트러지지 않도록 한다.
3. 다리를 너무 과도하게 들어 올리면 허리에 무리가 올 수 있다.

호흡법
숨을 들이쉰 상태에서 시작하여 다리를 들 때 내쉬고 시작 자세로 돌아올 때 다시 들이쉰다.

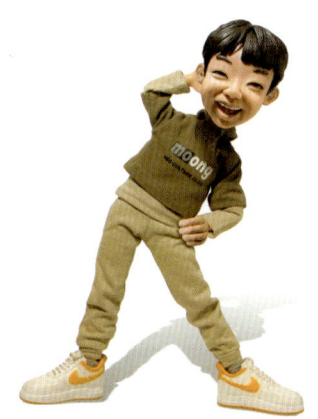

17 짐볼에 엎드려 무릎 구부리기

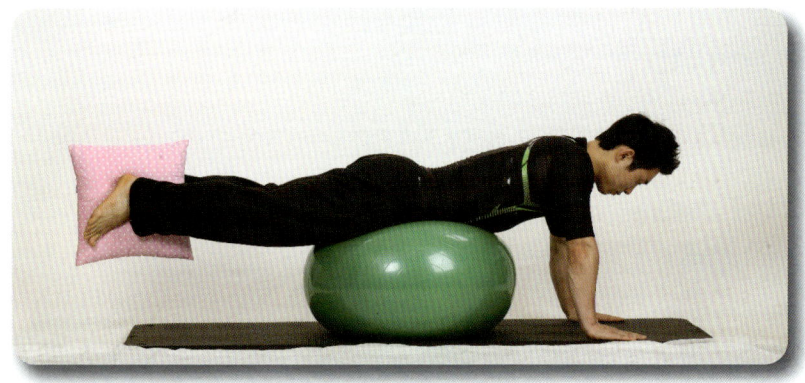

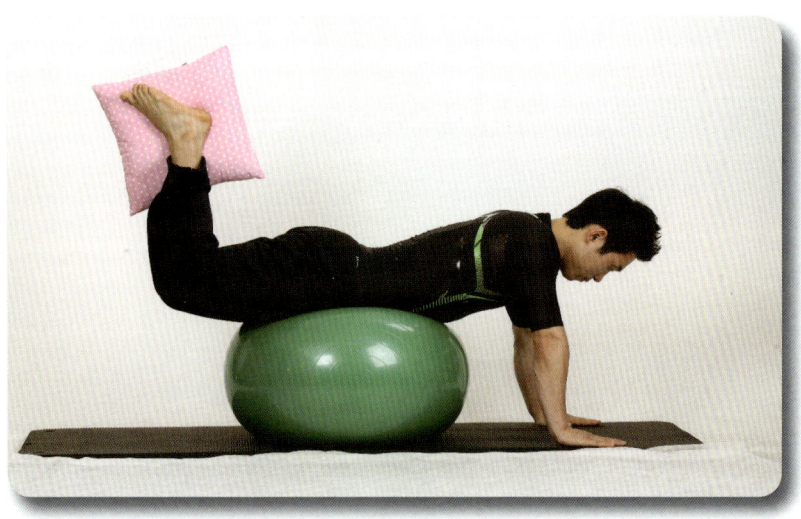

운동방법
1. 짐볼에 배꼽을 대고 양쪽 손으로 바닥을 지지해 엎드린다. 다리는 쭉 펴서 몸을 수평으로 만들고 양쪽 발을 밀착하여 쿠션을 잡는다.
2. 직각이 될 때까지 무릎을 굽히고 천천히 시작 자세로 돌아온다.
3. 20회 실시한 후 30초간 휴식한다. 이것이 1세트이다.
4. 총 3세트 이상 구성하여 실시한다.

주의사항
1. 짐볼 위에서 하는 운동이므로 몸 전체에 긴장감을 유지시켜야 한다.
2. 무게 중심이 너무 앞으로 쏠리면 어깨 관절에 무리가 올 수 있으니 균형을 잘 유지해야 한다.

호흡법
숨을 들이쉰 상태에서 시작하여 무릎을 굽힐 때 내쉬고 시작 자세로 돌아올 때 다시 들이쉰다.

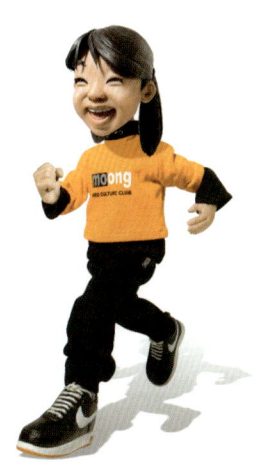

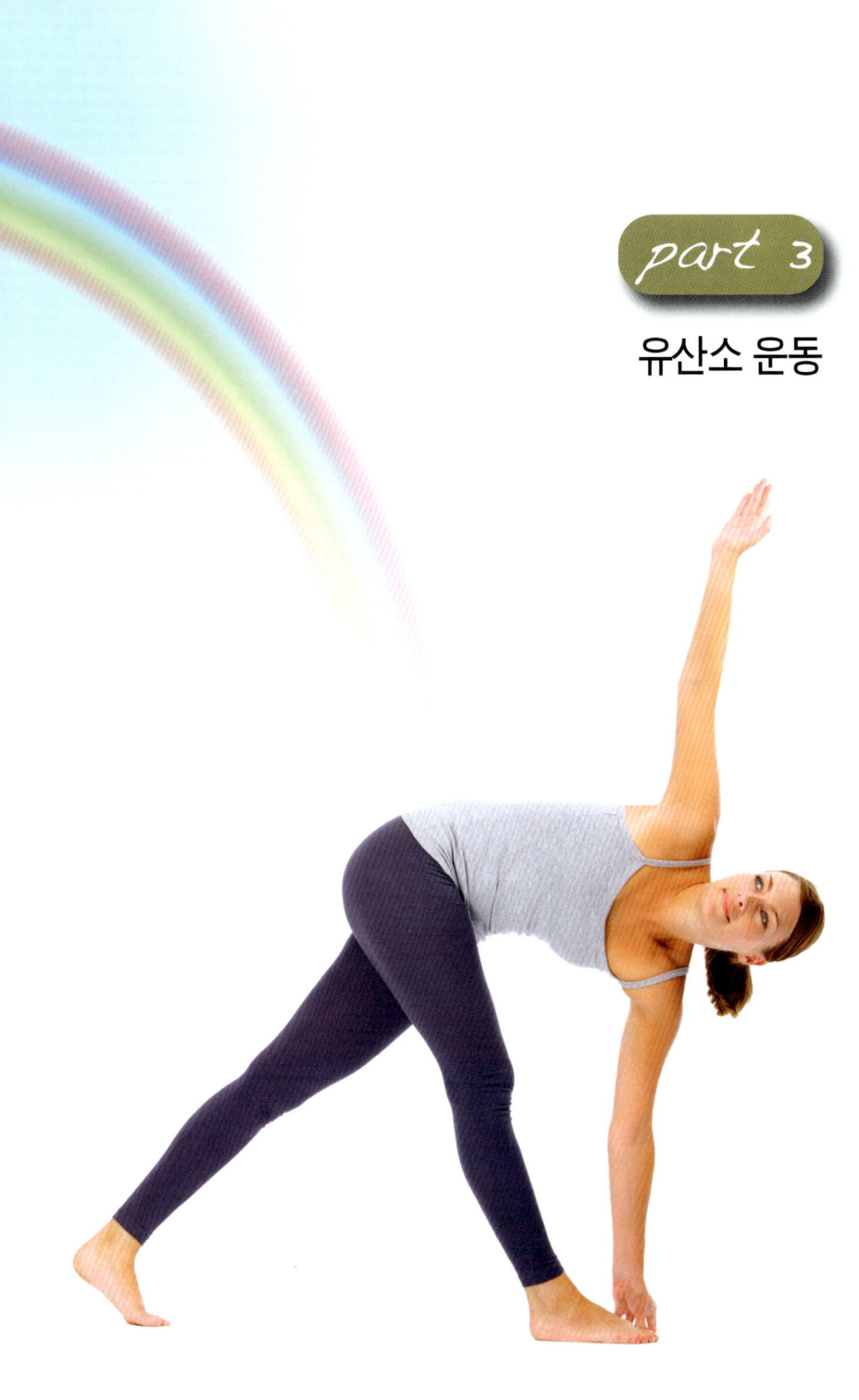

part 3

유산소 운동

 발차며 허리 비틀기

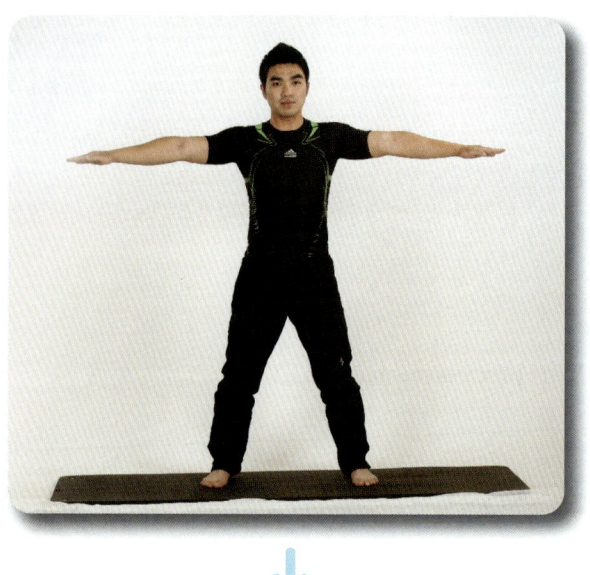

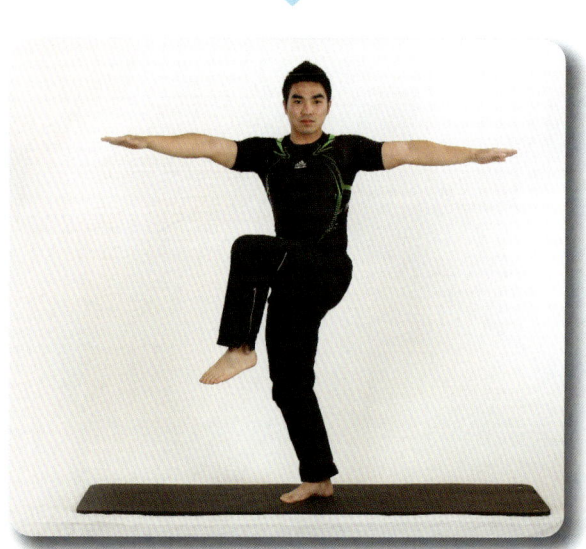

운동방법
1. 어깨 높이로 팔을 올려 수평을 만들고 발은 어깨 넓이보다 약간 더 넓게 벌린다.
2. 좌우측으로 허리를 비틀어 올리고 시작 자세로 돌아온다.
3. 가벼운 점프와 함께 좌우측을 반복하여 실시한다.
4. 지구력이 허락하는 데까지 실시한다.

주의사항
1. 유산소운동이므로 속도를 빠르게 해야 하며, 허리를 비틀어 옆구리와 허리부분까지 자극을 주는 것이 포인트이다.
2. 체중이 실리는 운동이므로 무릎이나 발목관절이 약한 사람은 점프를 하지 않고 동작만 실시한다.

호흡법
리듬에 맞춰 지속적으로 짧고 빠르게 호흡한다.

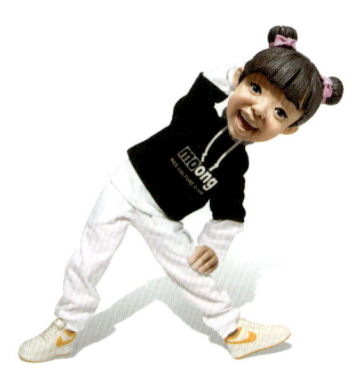

19. 점프하며 무릎차기

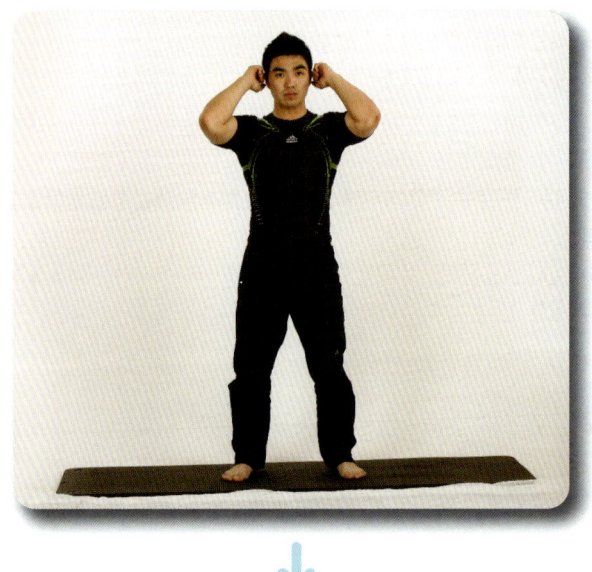

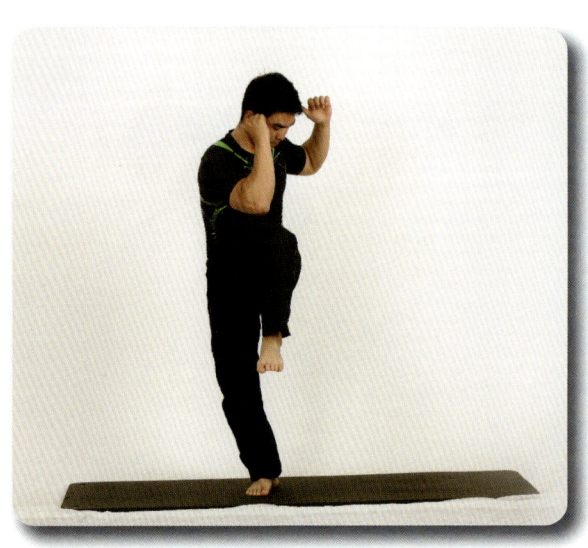

운동방법
1. 발을 어깨 넓이로 벌리고 양쪽 손을 귀 주위에 살며시 댄다.
2. 몸을 약간 비틀면서 한쪽 무릎을 가슴 높이까지 차올리고, 동시에 반대쪽 팔꿈치를 내려 무릎과 맞닿게 한다. 점프 동작과 결합해서 실시하는데, 이때 허리를 약간 굽혀 주어야 한다.
3. 이어서 같은 방법으로 반대쪽 운동을 실시한다.
4. 지구력이 허락하는 데까지 실시한다.

주의사항
1. 유산소운동이므로 속도를 빠르게 해야 하며, 허리를 굽히면서 해야 한다는 것이 중요하다.
2. 체중이 실리는 운동이므로 무릎이나 발목관절이 약한 사람은 점프를 하지 않고 동작만 실시한다.

호흡법
리듬에 맞춰 지속적으로 짧고 빠르게 호흡한다.

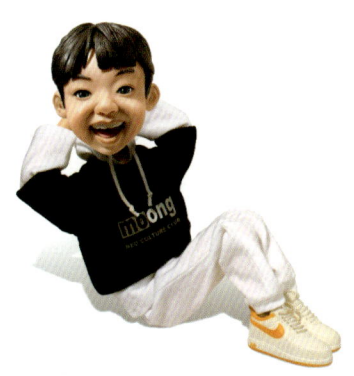

20 짐볼에 앉아 팔 벌려 뛰기

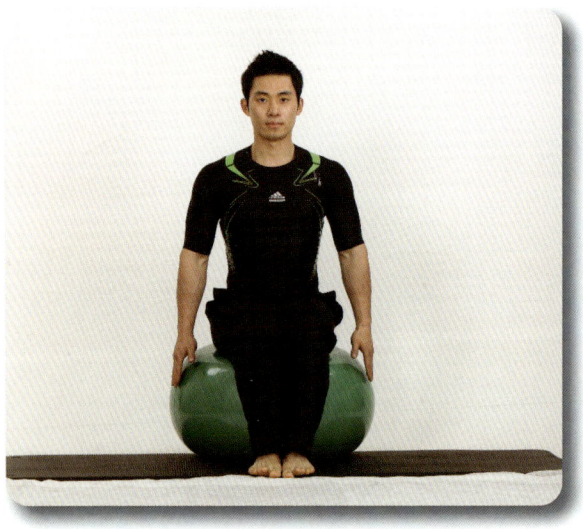

1

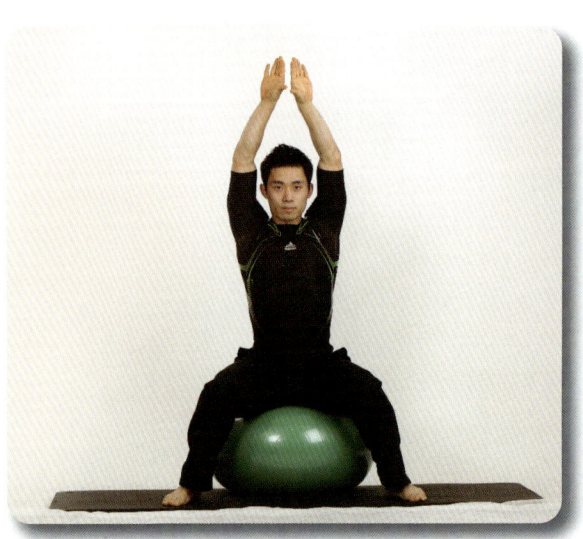

운동방법

1. 허리를 곧게 펴고 의자에 앉는 것처럼 짐볼 위에 앉는다. 발끝과 무릎을 붙이고 팔은 자연스럽게 내린다.
2. 짐볼에 반동을 주면서 팔을 벌려 머리 위에서 마주치는 동시에 다리를 벌려 균형을 잡는다. 그리고 이내 시작 자세로 돌아온다.
3. 같은 동작을 연이어서 반복해야 한다.
4. 지구력이 허락하는 데까지 실시한다.

주의사항

1. 유산소운동이므로 속도를 빠르게 해야 하며, 허리와 복부에 힘을 주어 몸이 숙여지지 않도록 해야 한다.
2. 짐볼에서 떨어지지 않도록 허벅지 근육에 힘을 주어 균형을 유지해야 한다.

호흡법

리듬에 맞춰 지속적으로 짧고 빠르게 호흡한다.

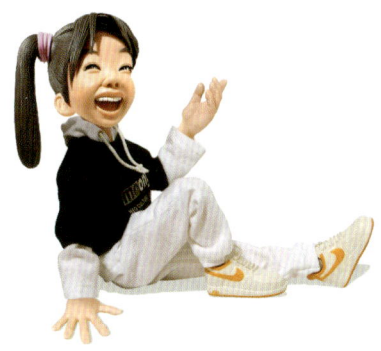

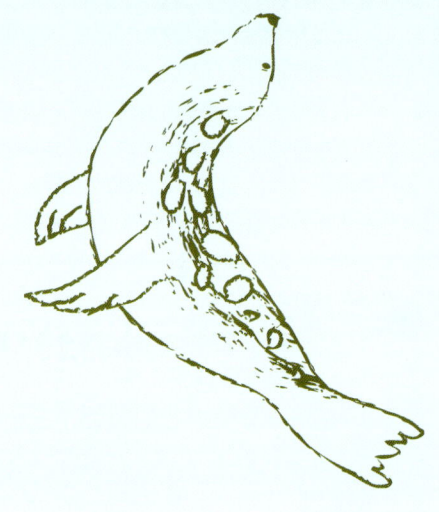
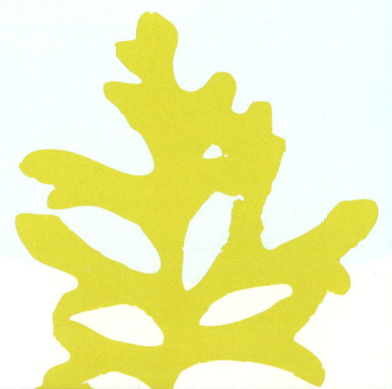

부록 1
소아 비만과 성장

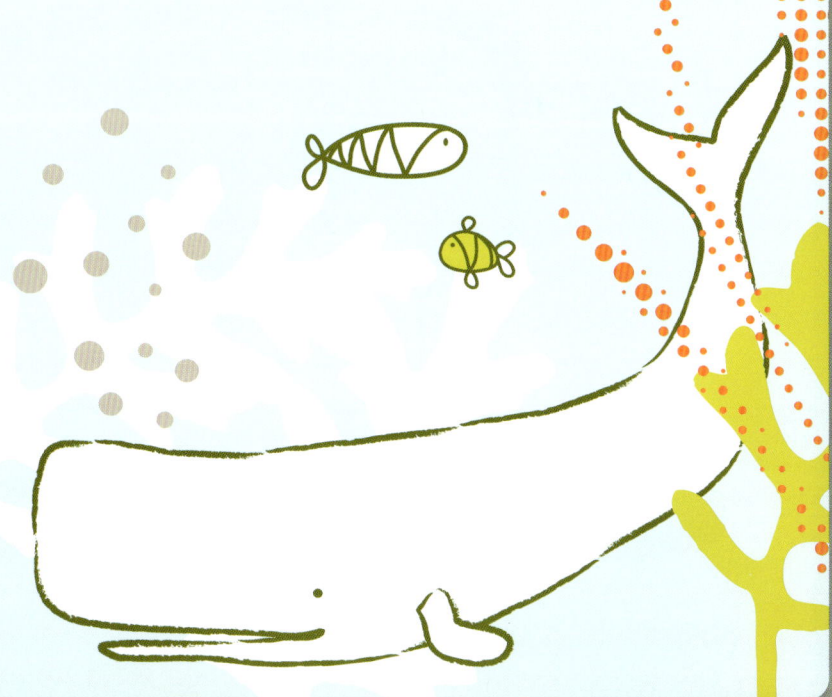

태아 때부터 우량아?

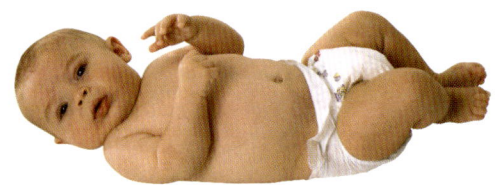

1980년대에는 '우량아 선발대회'라는 것이 있었습니다. 당시에는 우량아로 뽑히는 것이 매우 큰 자랑거리였지요. 경제발전이 한창이던 시대에 남들보다 잘 키우고 있다는 확실한 증거였기 때문입니다.

비채소식

자궁 속의 태아도 환경호르몬의 영향을 크게 받는다!

일본의 연구팀이 갓 태어난 태아의 탯줄을 잘라 분석해보았는데, 탯줄에서 비스페놀A(환경호르몬)가 검출되었다. 이 물질이 검출되었다는 사실을 심각하게 받아들여야 하는 것은 이 태아가 성인이 되었을 때, 생식기 이상을 일으켜 불임이 될 가능성이 크기 때문이다.

- KBS 환경스페셜

요즘은 우량아 선발대회가 열리지 않을 뿐 아니라 우량아라는 말이 뉴스거리가 되지 않습니다. 요즘 아이들이 대체로 우량아이기 때문입니다. 그런데 우량아라고 해서 마냥 좋아할 일이 아닙니다.

안타깝게도 요즘 아이들은 태아 때부터 환경호르몬의 영향을 받습니다. 부모의 몸속에 잔류해 있던 환경호르몬이 탯줄과 모유를 통해 전달되기 때문이죠. 요즘 아이들이 몸집이 크고 통통하게 자라는 것을 잘 먹기 때문이라고 단순하게 생각할 일이 아닙니다.

태아 때부터 몸속에 환경호르몬이 유입되면 지방세포는 매우 빠르게 증가할 수밖에 없습니다. 아이는 성인에 비하여 환경호르몬을 해독하는 장기의 발달이 미숙하기 때문입니다. 그래서 결국 비만한 아이로 자라게 됩니다.

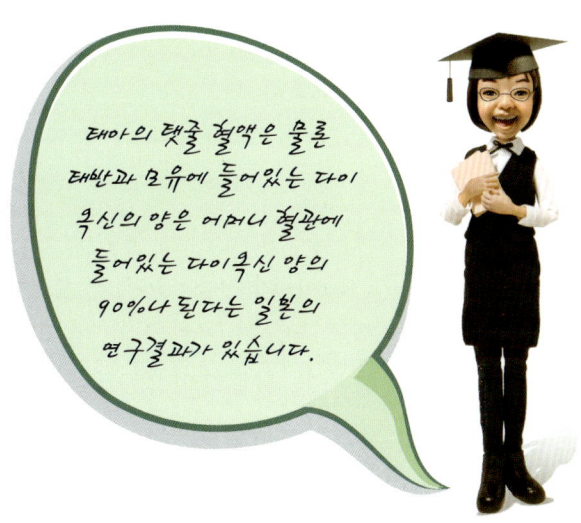

태아의 탯줄 혈액은 물론 태반과 모유에 들어있는 다이옥신의 양은 어머니 혈관에 들어있는 다이옥신 양의 90%나 된다는 일본의 연구결과가 있습니다.

유제품과 가공식품의 부채질

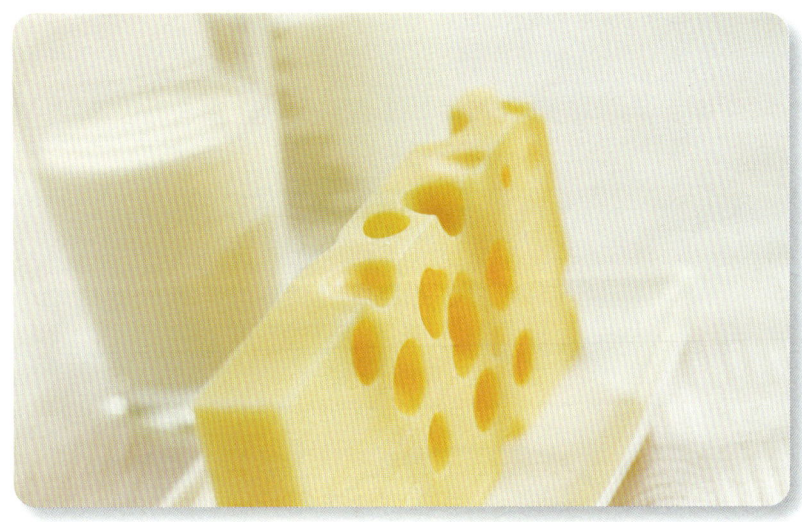

　아이들이 좋아하는 음식에서 유제품을 빼야 한다면 도대체 무엇을 먹이란 말인가? 라는 불평이 쏟아질 것입니다.
　얼마 전 포름알데히드가 함유된 사료를 먹인 젖소에서 짜낸 우유로 만든 유제품이 사회적으로 큰 물의를 일으켰습니다. 문제가 됐던 포름알데히드는 유기용제에 많이 들어있는 화학성분으로 주로 새집증후군의 주범입니다.
　우리가 주목해야 할 것은 가축의 사료에 포름알데히드 외에도 각종 중금속과 환경호르몬이 유입되어 있다는 것, 또한 생산성을 높이기 위해 가축에게 항생제와 성장촉진제를 사용한다는 것입니다. 그리고 이처럼 유해한 물질들은 동물의 젖을 통해, 즉 우유를 통해 사람에게 전달된다는 것입니다.

  태아 때부터 환경호르몬의 영향으로 지방량이 늘어나 있는 상태에서 유제품과 가공식품을 계속 섭취한다면 지방량은 급속도로 늘어날 수밖에 없습니다.

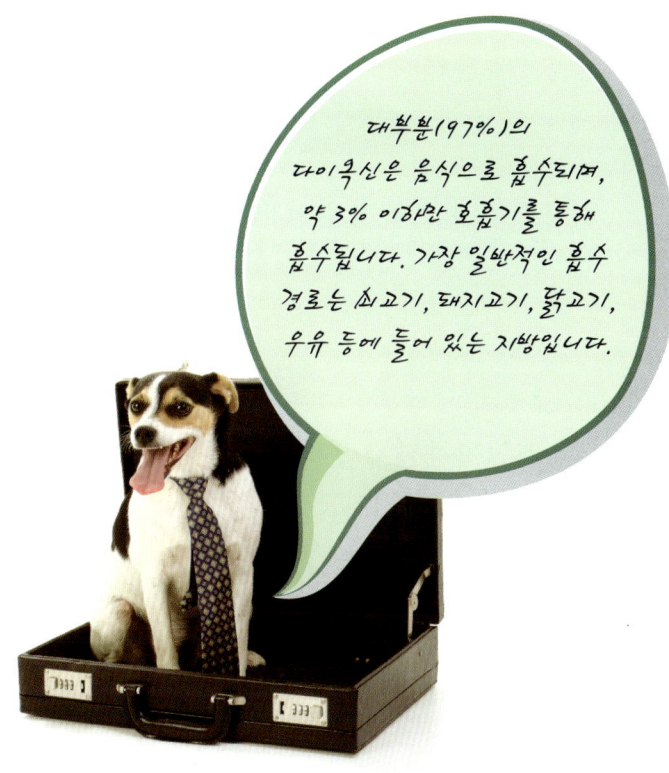

대부분(97%)의 다이옥신은 음식으로 흡수되며, 약 3% 이하만 호흡기를 통해 흡수됩니다. 가장 일반적인 흡수 경로는 쇠고기, 돼지고기, 닭고기, 우유 등에 들어 있는 지방입니다.

성조숙증의 공포

성조숙증은 2차 성징(性徵)의 출현이 여아에서 8세, 남아에서 9세 이전에 나타나는 경우로, 여아에서 훨씬 흔하게 보입니다. 뇌에 이상이 있거나 호르몬 분비에 장애가 있을 때도 성조숙증이 나타날 수 있는데, 대부분(85% 이상)은 아무런 질병 없이 발생합니다.

비채소식
"최근 5년간 성조숙증으로 진료를 받은 아동이 4.4배나 증가했다."
-한국일보 2011년 5월 13일

2차 성징이 빨리 나타났다는 것은 성호르몬의 분비가 일찍 왕성해졌다는 뜻입니다. 그렇다면 왜 성호르몬의 분비가 왕성해질까요?

먼저, 과도한 스트레스 때문입니다. 성인 여성이 스트레스를 받으면 성호르몬의 균형이 깨져 생리가 불순해지는 증상이 나타나듯이, 아이가 과도하게 스트레스에 시달리면 성호르몬의 균형이 깨져 성조숙증이 나타날 수 있습니다.

둘째, 과도한 성적 자극도 원인입니다. 요즘 아이들은 텔레비전이나 인터넷을 통해 성의 호기심을 자극할 수 있는 영상을 쉽게 접합니다. 그 결과 성호르몬의 분비가 왕성해져 성조숙증이 나타나게 되는 것이죠.

셋째, 환경호르몬의 영향입니다. 요즘 아이들은 엄마의 뱃속에서 환경호르몬을 처음 접하게 되고, 자라는 동안 유제품과 가공식품을 통해 다량의 환경호르몬에 노출됩니다. 그런데 환경호르몬은 성호르몬의 기능을 흉내 내기 때문에 성호르몬의 분비가 증가하지 않더라도 환경호르몬의 유입이 늘어나면 성조숙증이 일찍 나타나게 됩니다.

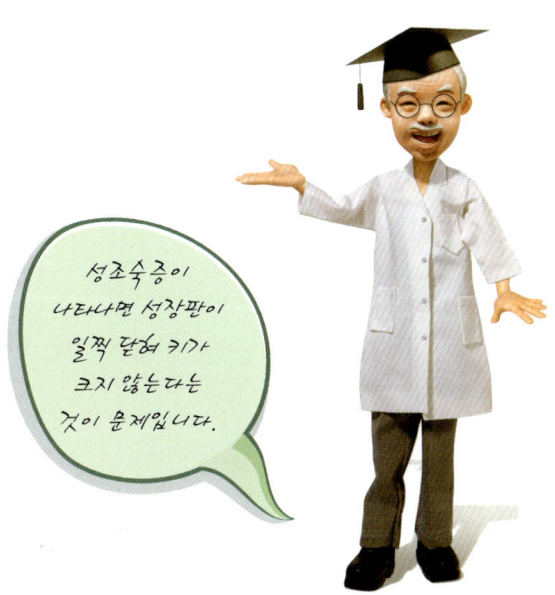

성조숙증이 나타나면 성장판이 일찍 닫혀 키가 크지 않는다는 것이 문제입니다.

이유 있는 주의력결핍증

요즘 '산만하다'는 말을 듣는 아이들이 늘어나고 있습니다. 실제로 기성세대와 달리 요즘 아이들은 매우 영특하여 '애 어른'이라는 표현을 하기도 하지만, 반대로 집중력이 많이 떨어져 있습니다.

산만하고 집중력이 떨어진 원인을 한 가지로 단정할 수는 없지만, 지난 40여 년 동안 인간이 만들어낸 각종 화학물질이 가장 큰 원인입니다.

다음의 연구결과를 보시기 바랍니다.

비채소식

'대만에서 PCB에 오염된 식용유를 사용한 산모에게서 태어난 아이들 가운데 성장지연, 주의력결핍증, 사춘기의 성기왜소증 등이 관찰되었다.'

'어려서 자랄 때 미국 오대호의 물고기를 많이 먹은 산모들에게서 태어난 아이들 가운데, 출생시 뇌의 크기가 작고 운동신경장애 등의 발달장애를 경험하는 경우가 상대적으로 많이 있다.'

'네덜란드의 환경이 오염된 지역의 산모에게서 태어난 아이들은 상대적으로 행동과 학습의 장애가 많고 면역기능이 저하되어 있었다는 보고가 있다.'

몇 건의 연구결과만으로 주의력결핍증의 원인을 환경호르몬이라고 단정할 수는 없습니다. 하지만 환경호르몬이 주의력결핍증과 과잉행동장애의 원인인 것은 분명합니다.

　실제로 현대의 질병 추세에 관한 연구에서 달리 설명되지 않는 현상들, 즉 정자수의 감소 추세, 유방암, 전립선암, 고환암의 증가 추세, 불임과 기형아의 증가, 주의력결핍 및 학습장애 어린이의 증가 등이 환경오염물질의 내분비교란 기전에 의하여 발생될 수 있다는 것에 초점을 두고 연구가 활발하게 진행되고 있습니다.

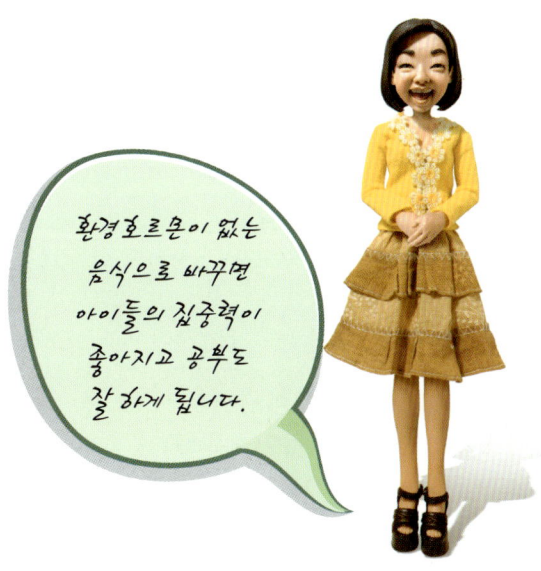

어린이 성인병

어린이 성인병?

앞뒤가 맞지 않는 말입니다. 고혈압, 당뇨병, 고지혈증, 지방간처럼 어른이 되었을 때 발생하는 것이 성인병인데, 앞에 '어린이'가 들어가는 것 자체가 어폐(語弊)입니다.

그런데 분명 앞뒤가 맞지 않음에도 현실에서는 볼 수 있는 것이 어린이 성인병입니다. 정말 세상은 요지경입니다.

> **비채소식**
>
> 차세대(次世代)의 건강에 심각한 '경고등'이 들어오고 있다. '소아대사증후군'이다. 비만에 고혈압, 당뇨, 고지혈증 등이 3가지 이상 겹쳐 나타나는 대사증후군은 그 동안 40~50대 성인에게만 해당되는 것으로 알려져 왔다. 그 때문에 '대사증후군'을 '성인병'이라고 부르기도 한다. 하지만 최근 성인에게 나타나던 대사증후군이 약간이라도 뚱뚱한 초·중학생 10명 중 2명꼴로 나타나는 것으로 조사되어 충격을 주고 있다. 상계백병원 소아청소년과 박미정 교수와 강북삼성병원 가정의학과 성은주 교수팀이 과체중 이상인 초·중학생 1,353명을 조사한 결과, 16.8%(227명)가 대사증후군이었으며, 중학생은 21.5%에 달했다.
>
> -조선일보

어린이 성인병이 무서운 것은 합병증(심근경색, 뇌졸중, 신부전증, 망막질환 등)이 20~30대에 올 수 있기 때문입니다. 40~50대에 성인병이 발병한 사람들은 치명적인 합병증이 오더라도 대개 60~70대 이후지만, 어린이 성인병이 있는 아이는 20~30세 넘어서부터 40~50년간 무거운 짐을 지고 살아야 합니다.

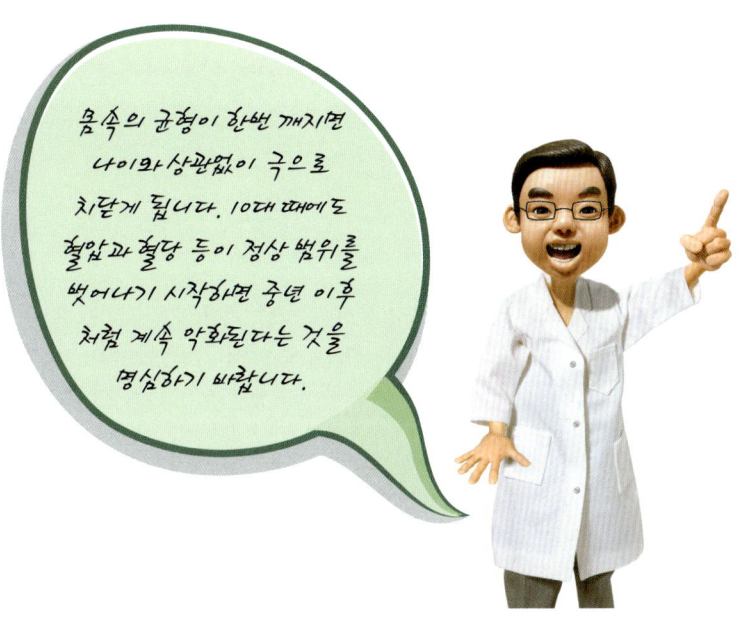

몸속의 균형이 한번 깨지면 나이와 상관없이 극으로 치닫게 됩니다. 10대 때에도 혈압과 혈당 등이 정상 범위를 벗어나기 시작하면 중년 이후처럼 계속 악화된다는 것을 명심하기 바랍니다.

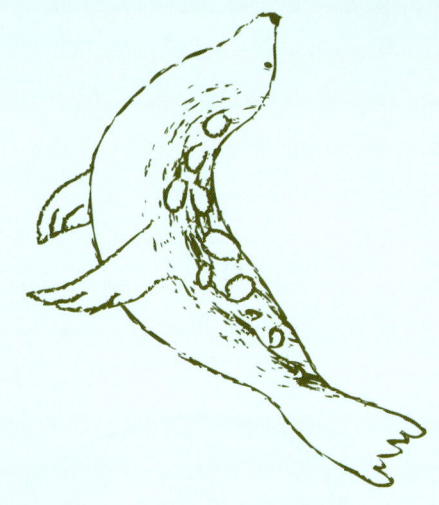
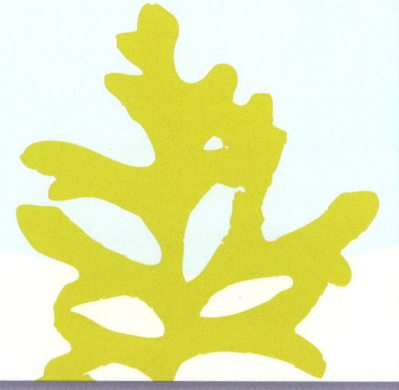

부록 2
환경호르몬과 질병

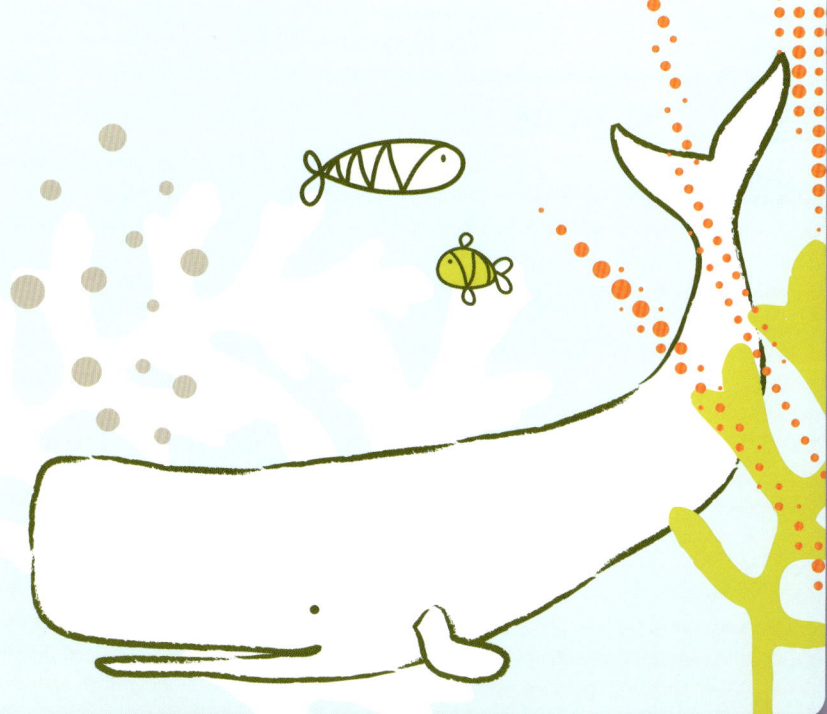

생리통

얼마 전 SBS스페셜에서 환경호르몬에 대하여 다룬 적이 있습니다. 그런데 이 방송에서는 생리통의 원인을 환경호르몬으로 추정하고 흥미로운 실험을 벌였는데, 그 결과가 매우 놀랍습니다.

이날 방송에서는 비스페놀A, 노닐페놀, 프탈레이트같은 환경호르몬이 몸속에서 생성되는 여성호르몬인 에스트로겐과 유사한 작용을 나타내는데, 이는 곧 여성호르몬이 필요이상으로 많아지는 결과를 초래해 암이나 여성기관에 심각한 이상을 일으킨다는 것으로 결론을 내고 있습니다.

비채소식

학생들에게 환경호르몬 차단 치료를 시작했다. 예컨대 플라스틱 그릇과 합성세제를 쓰지 않고 유기농 식품과 정수된 물만을 먹도록 했다. 실험은 3개월 예정으로 진행됐는데 놀랍게도 단 1달 만에 획기적인 결과가 전해졌다. 피실험자 전원의 생리통이 감쪽같이 사라졌거나 현저히 줄었던 것이다. 혈액검사 결과 실험 전보다 환경호르몬 수치가 눈에 띄게 떨어져 있었다. 결국 환경 호르몬이 생리통의 한 원인이었다.
-SBS스페셜

비채 다이어트의 생리통 개선 식사법

절대로 피해야 하는 것들
1. 동물성 지방에는 환경호르몬이 녹아 있을 가능성이 높습니다. 모든 환경호르몬이 지방 친화적이기 때문이죠.
2. 기름(식용유, 쇼트닝, 튀김기름 등)
3. 인스턴트식품(라면, 과자 등)
4. 캔, 플라스틱, 스티로폼에 포장된 음식
5. 외식을 자제하는 것이 좋습니다. 왜냐하면 아무리 좋은 식재료를 사용한다고 해도 과도한 합성조미료를 첨가할 가능성이 높기 때문입니다.

꼭 먹어야 할 것들
1. 현미잡곡밥을 꼭꼭 씹어서 먹어야 합니다. 현미와 잡곡에는 유해물질을 배출하는 데 필수적인 식이섬유가 풍부하게 들어 있고, 간에서 독소를 해독하는 데에 필요한 영양소도 들어 있습니다.
2. 매일 과일을 먹는 것이 좋습니다. 과일에 들어 있는 비타민과 미네랄, 파이토케미칼 성분은 독소를 배출하는 데 도움을 줍니다.
3. 십자화과 채소(브로콜리, 양배추, 콜리플라워)를 먹는 것이 좋습니다. 십자화과 채소에는 간이 환경호르몬을 분해하는 데 도움을 주는 영양소가 들어 있습니다.

자궁근종

    자궁근종이란 자궁의 근육층을 이루고 있는 평활근에서 생긴 암과는 상관없는 양성 종양을 말합니다. 이 질환은 매우 흔한 질환으로 자궁근종이 전혀 없는 여성이 오히려 드물다고 할 정도로 많은 병입니다.

    자궁근종을 가진 사람 중 25% 정도가 증상을 호소하지만 대부분은 아무런 증상을 느끼지 못합니다. 증상 중 제일 많은 것은 월경불순이며, 다음으로 많은 증상은 자궁이 커지면서 아랫배에서 혹이 만져지거나 허리가 무거워지고 아랫배에 통증을 느끼는 것입니다.

    그 외에 커진 자궁이 주위 장기인 방광을 누르면서 소변을 자주 본다거나 소변을 볼 때 통증을 느낄 수 있으며, 허약감과 무기력감, 두통, 빈혈 등이 생길 수 있습니다.

    의료계에서는 자궁근종의 원인을 여성호르몬(에스트로겐)의 영향으로 보고 있습니다. 그 이유는 난소의 기능이 왕성할 때 근종이 잘 자라고 초경 이전이나 폐경기 이후에는 발생이 드물며, 특히 폐경기 이후에는 근종의 크기가 감소하는 점 등을 들 수 있습니다.

비채소식

인도는 국민들의 체내 DDT 수치가 세계에서 가장 높은 곳 가운데 하나인데요. 인도 과학자들의 연구에 의하면 자궁근종에 걸린 여성은 그렇지 않은 여성보다 혈액 내 DDT 수치가 세 배 이상 높다고 합니다.

그렇습니다. 자궁근종은 여성호르몬의 영향으로 자궁근육 세포가 증식하기 때문에 생기는 것입니다.

환경호르몬은 여성호르몬의 기능을 흉내 내기 때문에 몸속에 환경호르몬이 많으면 자궁근종이 더 쉽게 생긴다는 것을 아셔야 합니다.

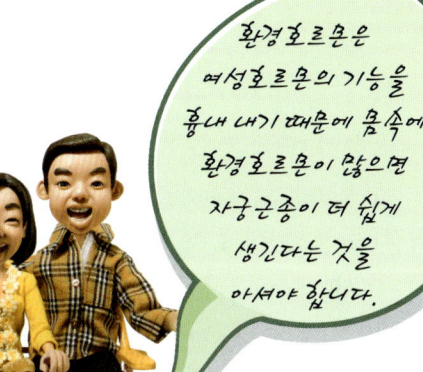

자궁내막증

 최근 들어 20~30대의 젊은 여성들에게서 자궁질환이 크게 늘고 있는 추세인데, 가장 발병률이 높은 질환은 자궁근종이고, 자궁근종 외에 흔히 발견되는 질환으로 자궁내막증이라는 것이 있습니다.
 자궁내막증은 자궁내막이 자궁밖에 위치하여 월경주기에 따라 증식하는 것을 말하는데, 원인에 대해서는 몇 가지 가설이 있지만 월경혈이 역류하여 발생한다는 설이 유력합니다.
 나팔관을 따라 거슬러 올라가는 월경혈 속에 들어있는 자궁 내막 조직은 제 위치를 벗어나기 때문에 대부분 죽고 말지만, 생명활동을 멈추라는 신호를 보내도 알아듣지 못하거나 신호가 바뀌는 경우에는 자궁내막증이 발생하게 됩니다.

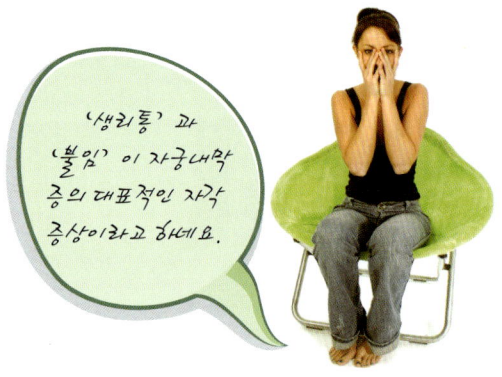

'생리통'과 '불임'이 자궁내막증의 대표적인 자각 증상이라고 하네요.

그런데 자궁내막 세포로 거짓 신호를 보내는 물질이 바로 '다이옥신'이나 '폴리염화비페닐계 물질' 같은 환경호르몬입니다.

비채소식

SBS와 중앙대의 조사결과 중고등학교 여학생의 36%가 중증 이상의 생리통을 앓고 있는 것으로 나타났다. 이 가운데 놀랍게도 83%가 자궁내막증인 것으로 밝혀졌다. 성인여성 평균보다 3배나 높은 수치이다. 부산대 약대 김형식 교수는 생리통과 자궁내막증의 원인을 환경호르몬으로 추정하고 있다.
-SBS뉴스 2006년 9월

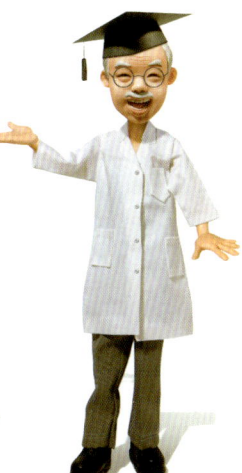

젊은 여성들은 자궁내막증의 증상을 무심코 넘기는 경우가 대부분이지만 혹시라도 간과하여 증상이 악화되면 만성적인 골반통 및 성교통을 겪을 수 있고 최악의 경우 불임까지 올 수 있기 때문에 결코 가볍게 볼 수 없는 질환입니다.

불임

환경호르몬은 생리통과 자궁근종, 자궁내막증, 난소낭종 같은 질환을 유발하는 동시에 난자의 운동성을 저하시켜 여성 불임의 원인으로 지목되고 있습니다.

그런데 환경호르몬의 피해는 여성에게 국한되지 않습니다. 다음은 플라스틱 용기에 함유된 화학물질인 비스페놀A가 남성의 정자수 감소에 영향을 미칠 수 있다는 연구결과입니다.

비채소식

과학전문지 '임신과 불임(Fertility and Sterility)'에 따르면 미국 건강보험사 카이저 퍼머넌트의 데쿤 리 박사 연구팀은 중국의 한 공장 근로자 514명을 대상으로 5년간 소변 내 비스페놀A 농도와 정자수 사이의 상관관계를 분석했다.

그 결과 소변에서 비스페놀A가 검출되는 남성은 미검출 남성에 비해 정자 농도(정액 1ml 속에 들어 있는 정자수)가 낮을 확률과 정자의 운동능력이 좋지 않을 확률 등이 2~4배가량 높은 것으로 나타났다.

연구팀은 비스페놀A가 남성의 생식능력뿐 아니라 암이나 신진대사 관련 질병에도 나쁜 영향을 끼칠 가능성이 있는 것으로 분석했다.

-연합뉴스 2010년 10월 29일

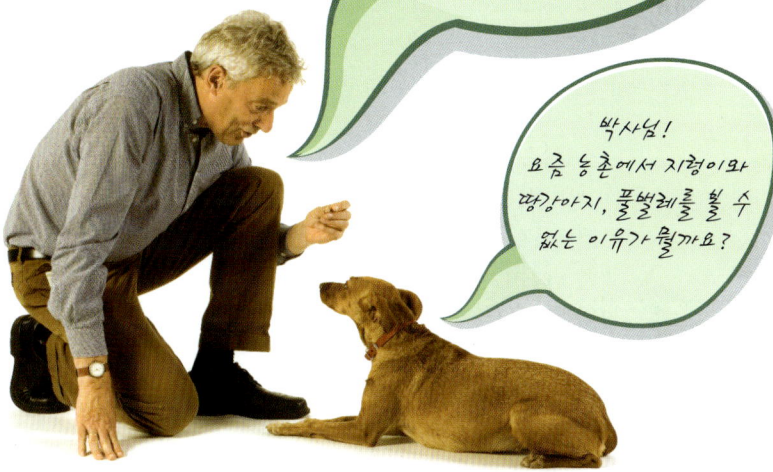

> 그것은 농약을 많이 사용하기 때문이야. 농약도 일종의 환경호르몬이기 때문에 지렁이와 풀벌레의 생식기관을 망가뜨려 생식력을 떨어뜨리지. 한마디로 후손을 볼 수 없기 때문에 씨가 말라간다고 할 수 있지. 마찬가지로 사람의 몸속에 환경호르몬이 유입되면 사람의 씨도 마를 수밖에 없단다.

> 박사님! 요즘 농촌에서 지렁이와 땅강아지, 풀벌레를 볼 수 없는 이유가 뭘까요?

칼에 의해서 죽는 사람들보다는 과식과 과음에 의해서 죽는 사람들이 더 많다.
-윌리엄 오슬러 경

당뇨병

이제 '국민병'이 되어버린 당뇨병은 죽을 때까지 약을 먹어야 하는 질환으로 알려져 있습니다. 여러분은 죽을 때까지 약을 먹어야 한다는 말에 어떤 생각이 드십니까?

필자의 경험으로 볼 때 당뇨병은 언제까지나 약으로 혈당을 조절해야 하는 병이 아닙니다. 인슐린 저항성이 생기는 원인과 췌장 세포가 파괴된 원인은 분명 존재하는데, 이 원인을 방치한 채 혈당만을 조절하려고 하니 죽을 때까지 약을 먹어야 하는 것입니다.

다음은 당뇨병과 환경호르몬의 연관성에 대한 연구결과입니다.

비채소식

지금까지 대규모 역학조사 결과 다이옥신, PCB, 유기염소계 농약뿐 아니라 비소 등 중금속과 프탈레이트나 비스페놀A처럼 매우 흔한 환경호르몬도 동물이나 사람에게서 인슐린 저항성 또는 당뇨병을 발생시킬 위험이 있다는 보고가 이어지고 있다. 미국인을 대상으로 한 연구에서는 혈중 환경호르몬 농도가 높을수록 당뇨병 위험이 높게 나타난다는 연구결과가 있다. **-이덕희 교수(경북의대 예방의학과)**

당뇨병 환자와 일반인의 혈중 환경호르몬 농도를 비교한 결과 환자군이 대조군보다 확연히 높게 나타났다. **-신윤용 교수(이화여대 약학부)**

환경호르몬이 당뇨병을 일으킨다는 연구는 현재 다양한 각도에서 진행되고 있습니다. 분명한 것은 환경호르몬을 제거하는 식사법과 생활습관으로 바꾸면 당뇨병이 급속하게 호전된다는 것입니다.

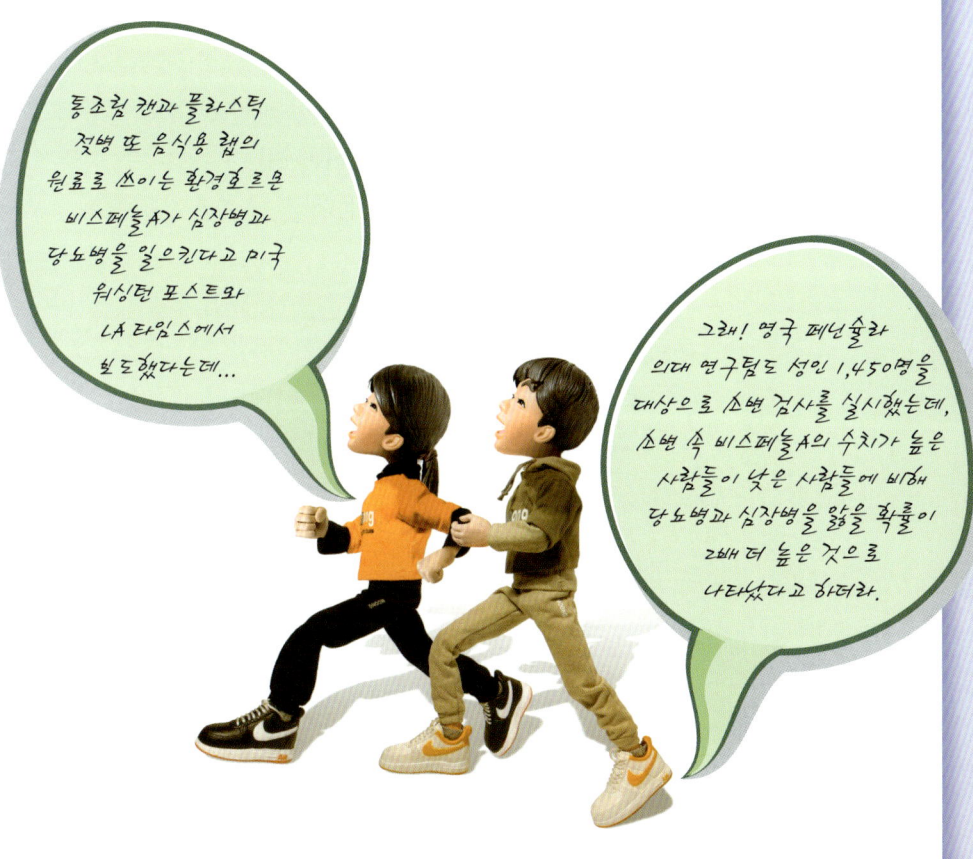

통조림 캔과 플라스틱 젖병 또 음식용 랩의 원료로 쓰이는 환경호르몬 비스페놀A가 심장병과 당뇨병을 일으킨다고 미국 워싱턴 포스트와 LA 타임스에서 보도했다는데…

그래! 영국 페닌슐라 의대 연구팀도 성인 1,450명을 대상으로 소변 검사를 실시했는데, 소변 속 비스페놀A의 수치가 높은 사람들이 낮은 사람들에 비해 당뇨병과 심장병을 앓을 확률이 2배 더 높은 것으로 나타났다고 하더라.

고혈압

고혈압은 당뇨병과 더불어 대표적인 '국민병'입니다. 당뇨병과 마찬가지로 고혈압 또한 판정을 받는 순간부터 죽을 때까지 약을 친구로 삼아야 합니다.

고혈압 약을 끊으면 뇌혈관이 터져서 중풍으로 쓰러진다는 생각이 강해서 먹기 싫어도 어쩔 수 없이 먹는 사람들이 대부분입니다. 자신뿐 아니라 가족들에게 짐이 되기 싫은 부모의 간절한 소망이 더해지면 도대체 약을 끊을 수가 없습니다.

이러한 심정은 이해가 되지만 고혈압 약을 장기간 복용했을 때의 부작용도 생각해야 합니다. 저혈압, 발기부전, 안구건조증, 피로감, 우울증, 두통, 마른기침 등은 모두 고혈압 약의 부작용입니다.

그런데 이보다 더 심각한 부작용은 치매입니다. 나이 드신 분들이 중풍 못지않게 두려워하는 질환이 치매인데, 그 이유는 치매 또한 자식에게 부담을 안겨주기 때문입니다. 고혈압 약이 왜 치매를 유발할까요? 이유는 간단합니다.

몸에서 혈압을 높이는 것은 혈관이 좁아진 상태에서 말초까지 혈액을 보내야 하기 때문입니다. 이때 고혈압 약으로 혈압을 낮추면 혈액이 끝까지 갈 수 없겠지요. 뇌도 심장에서 멀리 떨어져 있기 때문에 혈압이 낮아지면 충분한 혈액이 도달하지 못하고, 이러한 상태가 지속되면 뇌세포의 기능이 떨어져 치매가 생깁니다.

고혈압의 원인을 다양하게 설명할 수 있지만, 핵심은 혈관이 좁아진 것입니다. 원인이 무엇이든지 혈관이 좁아지면 혈압은 높아질 수밖에 없습니다. 그렇다면 왜 혈관이 좁아질까요?

맞습니다. 혈관 내벽에 지방이 쌓이기 때문입니다. 그래서 대체로 뚱뚱한 사람에게 고혈압이 흔하지만, 혈관에 지방이 쌓이는 것은 마른 사람에게도 나타날 수 있기 때문에 고혈압은 뚱뚱한 사람의 전유물이 아닙니다.

그렇다면 혈관 내벽에 지방이 쌓이는 이유는 뭘까요? 다양하겠지만 환경호르몬도 한 몫을 합니다. 환경호르몬은 지방에 녹는 성질이 있기 때문에 혈액 속의 지방에도 환경호르몬이 녹아 있습니다.

따라서 몸속에 환경호르몬의 양이 증가하면 할수록 혈액 속의 지방량도 늘어날 것이고, 이러한 상태가 지속되면 혈관 내벽에 지방이 쌓여 고혈압으로 진행되는 것입니다.

환경호르몬이 고혈압과 연관이 있다는 사실을 고엽제 환자(다이옥신 중독)에게서 찾을 수 있습니다. 가정의학과 전문의 전철수 원장에 의하면 고엽제 환자에게 고혈압과 심장질환, 동맥경화증, 말초순환장애가 많다고 합니다. 이는 다이옥신 같은 환경호르몬이 심장과 혈관에 지방을 축적시키기 때문입니다.

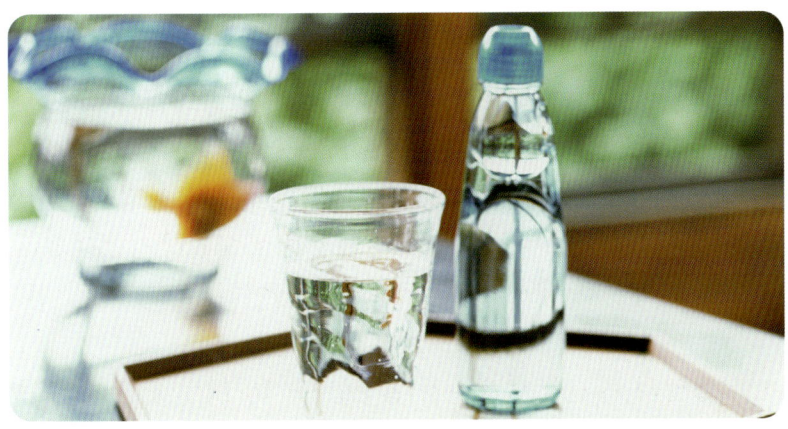

갑상선 질환

갑상선은 목 앞부분에 돌출된 '아담의 사과'라 불리는 갑상선 연골의 바로 아래 부분에 위치하며, 기관지와 귀로 올라가는 근육 사이에 있습니다. 크기는 엄지손가락만 하며 띠 모양의 조직으로 연결되어 있어 마치 나비처럼 보입니다.

갑상선 호르몬은 인체의 대사과정을 촉진하여 모든 기관의 기능을 적절히 유지시켜 주는 역할을 합니다. 또한 열을 발생시켜 체온을 일정하게 유지하게 해주며, 태아와 신생아의 뇌와 뼈의 성장 발육을 촉진시켜 주는 역할도 합니다.

갑상선 호르몬이 많아지면 신진대사가 활발해져 심장이 빨리 뛰고 몸이 더워지고 땀이 많이 나며 더위를 견디기 어렵게 되며, 체중이 빠집니다(갑상선기능항진증). 반대로 갑상선 호르몬이 부족하게 되면 몸이 무기력해지고 쉽게 피곤해질 뿐만 아니라 체온도 정상보다 낮아져 추위를 견디기 힘들어집니다(갑상선기능저하증).

최근 들어 갑상선 질환이 크게 증가하고 있으며, 특히 여성에게 주로 빈발하고 있습니다. 그런데 갑상선 질환은 원인치료가 매우 어렵고 재발하는 경향이 있기 때문에 당뇨병이나 고혈압처럼 약을 장기간 복용해야 하는 경우가 대부분입니다.

갑상선 질환은 여성에게 많이 나타나며, 주로 스트레스를 많이 받는 여성에게 흔히 발생합니다. 그런데 최근 환경호르몬이 갑상선 질환의 원인이라는 연구결과가 있어 소개하겠습니다.

비채소식

집안의 소파와 카펫 같은 가구나 벽지에서 많이 나오는 환경호르몬이 갑상선 질환을 일으키는 원인이라는 연구결과가 나왔다. 우리나라에서도 갑상선 질환 환자가 급증하고 있지만 아직까지 정확한 이유가 밝혀지지 않고 있는데 '주거환경'이 실마리로 떠오른 것이다.

영국 엑스터대 타마라 갤로웨이 교수는 성인 3,966명의 혈액에서 환경호르몬의 수치를 측정했다. 연구진이 수치의 고저에 따라 네 그룹으로 나누고 갑상선질환의 유무를 측정했더니 수치가 높은 여성들의 16%가 갑상선질환이 있었지만 수치가 낮은 여성들은 8%에 그친 것으로 드러났다. 갑상선 환자가 적을 뿐 이 현상은 남성에게서도 마찬가지였다.

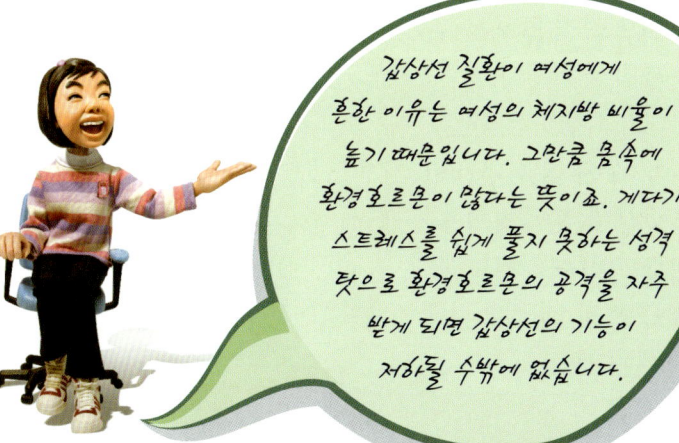

갑상선 질환이 여성에게 흔한 이유는 여성의 체지방 비율이 높기 때문입니다. 그만큼 몸속에 환경호르몬이 많다는 뜻이죠. 게다가 스트레스를 쉽게 풀지 못하는 성격 탓으로 환경호르몬의 공격을 자주 받게 되면 갑상선의 기능이 저하될 수밖에 없습니다.

유방암

건강보험심사평가원의 환자 통계를 보면 유방암 진료 환자가 2005년 5만8,000여명에서 2009년에는 8만8,000여명으로 5년 사이에 급속하게 늘었다고 합니다.

또한 대한영상의학회가 2010년 발표한 자료에 따르면 20~30대 여성의 유방암 발병 비율은 전체 유방암 환자의 25%에 이르는 것으로 나타났습니다. 유방암의 발병률이 높아지면서 젊은 층의 환자 수도 증가하고 있는 것입니다.

유방암 발병이 증가하는 원인은 현재 확실하게 규명되지 않고 있지만 고지방, 고칼로리로 대변되는 서구화된 식생활과 비만, 늦은 결혼과 출산율 저하, 수유 기피, 이른 초경과 늦은 폐경 등으로 인해 에스트로겐에 노출되는 기간이 길어지는 등 여러 가지 요인이 복합적으로 작용하는 것으로 추정될 뿐입니다.

서구화된 식생활은 환경호르몬이 많은 음식을 먹는다는 뜻인데, 환경호르몬이 여성호르몬(에스트로겐)의 기능을 하기 때문에 서구화된 식생활 즉, 환경호르몬이 유방암 증가에

> **비채소식**
>
> 유방암 환자와 비(非) 유방암 환자 각 50명의 혈청 및 유방의 지방조직에서 살충제(DDT)의 대사산물인 DDE와 변압기 절연류인 화학물질 PCBs의 농도를 측정한 결과 유방암 환자군에서 1.5배 높게 나타났다.
> -이강숙 교수(가톨릭의대)

크게 기여하는 것으로 판단됩니다.

　유방은 지방이 많은 곳이기 때문에 환경호르몬에 취약할 수밖에 없습니다. 다음은 산모의 젖이 잘 나오지 않는 것도 환경호르몬 때문이라는 연구결과입니다.

비채소식

　로체스터대학 연구팀의 연구결과에 의하면 왜 일부 여성들이 모유수유에 애를 먹고 또한 충분하게 모유가 나오지 않는지 이유가 규명됐다. 이번 연구결과 잘 알려진 다이옥신이라는 유해물질이 임신 중에 발달하는 유선에 해를 끼쳐 모유수유에 악영향을 미치는 것으로 나타났다.
　　　　　　　　　　　　　　　　-메디컬투데이 2009년 6월 11일

> 유방은 지방조직이 많아서 다른 곳보다 환경호르몬이 다량으로 축적될 수 있습니다. 유방암이나 수유에 문제가 생기는 것도 모두 환경호르몬이 유방조직에 영향을 주기 때문이죠.

후기

　지난 20여 년 동안 '자연치유'에 몰입하여 살았습니다. 대학에서 서양의학과 동양의학을 전공한 것도 자연치유를 체계적으로 알리려는 소망 때문이었습니다.
　임상을 하면서 질병의 치료는 절대 학문으로 충족될 수 없으며, 진정으로 아픈 사람을 도와주려는 마음이 있어야 함을 깨닫게 되었습니다. "비움과 채움 다이어트"는 이러한 마음에 기반을 둔 책입니다. 상술을 부려 돈을 벌자는 것도 아니고 명성을 얻고자 하는 것도 아닙니다. 유행처럼 번지고 있는 잘못된 다이어트에서 벗어나기를 바라는 간절한 소망 때문에 펜을 든 것입니다.
　독자 여러분! 인생은 짧지 않습니다. 당장 몇 달 후에 벌어질 요요현상과 각종 부작용을 담보로 다이어트를 하지 않기 바랍니다. 조금 더디게 느껴지더라도 건강한 다이어트를 선택해야 합니다. 위험을 무릅쓴 지름길보다는 안전하게 돌아가는 길이 결과적으로 빠른 길임을 알게 될 것입니다.

　비채 다이어트가 세상에 나오기까지 도와주신 분들께 진심으로 감사드립니다.
　김상일 선생님, 전일식 선생님, 이종철 선생님, 전성배 선생님, 전정민 선생님, 이용승 선생님, 이은애 선생님, 홍태희 선생님, 그리고 운동 프로그램을 만들어주신 조승환 사장님께 감사드립니다.